医学助记图表与歌诀丛书

医学免疫学助记图表与歌诀

主　编　王　强　余承高　郭凯文　陈栋梁
副主编　熊平源　胡艺兰　陈　慧　方京桦
编　委　（按姓氏笔画排序）
　　　　万京桦　王　强　刘　畅　刘　翔
　　　　杜　鸣　余承高　陈　慧　陈　曦
　　　　陈栋梁　胡艺兰　莫朝晖　晏汉姣
　　　　郭凯文　熊平源

北京大学医学出版社

YIXUE MIANYIXUE ZHUJI TUBIAO YU GEJUE

图书在版编目（CIP）数据

医学免疫学助记图表与歌诀 / 王强等主编.
—北京：北京大学医学出版社，2017.5
　ISBN 978-7-5659-1232-0

Ⅰ. ①医…　Ⅱ. ①王…　Ⅲ. ①免疫学
Ⅳ. ① R392

中国版本图书馆 CIP 数据核字（2015）第 220033 号

医学免疫学助记图表与歌诀

主　　编：	王　强　余承高　郭凯文　陈栋梁
出版发行：	北京大学医学出版社
地　　址：	（100191）北京市海淀区学院路 38 号　北京大学医学部院内
电　　话：	发行部 010-82802230；图书邮购 010-82802495
网　　址：	http://www.pumpress.com.cn
E - m a i l：	booksale@bjmu.edu.cn
印　　刷：	中煤（北京）印务有限公司
经　　销：	新华书店
责任编辑：	靳新强　刘陶陶　　责任校对：金彤文　　责任印制：李　啸
开　　本：	710mm×1000mm　1/16　　印张：11.5　　字数：290 千字
版　　次：	2017 年 5 月第 1 版　2017 年 5 月第 1 次印刷
书　　号：	ISBN 978-7-5659-1232-0
定　　价：	26.00 元

版权所有，违者必究

（凡属质量问题请与本社发行部联系退换）

前言

医学免疫学是一门重要的医学基础理论课,其内容十分丰富。学习、记忆并掌握医学免疫学的基本知识,需要采取一些行之有效的方法。在许多辅助记忆的方法中,使用歌诀已被证明是收效显著的方法之一。以歌诀为体裁的医学著作在我国古代颇为多见,其特点是内容简要,文从语趣,富有韵律,朗朗上口,记忆入心。

在多年的教学工作中,我们体会到,总结性图表具有提纲挈领、概括性强,条理分明、逻辑性强,直观形象、易于理解,简明扼要、便于记忆等特点,通过对比分析,将知识融会贯通,从而启发思维,培养能力。将歌诀与总结性图表结合起来学习,可以收到珠联璧合、相得益彰的良好效果。有鉴于此,我们也试将医学免疫学的基本内容编成歌诀,并用总结性图表加以注释,旨在为广大医学生提供一种新颖、独特、有效的医学免疫学学习方法。

随着医学的不断发展,现在的医学书籍和教材已很难用歌诀体裁来系统描述和阐明相关知识,但我国语言博大精深,为编写医学免疫学歌诀提供了深厚的基础。鲁迅先生曾说:"地上本没有路,走的人多了,也便成了路。"我们殷切地希望有更多的同仁和我们一道,将医学免疫学歌诀编写得越来越好,共同开辟出一条用歌诀的方式学习医学免疫学的新途径。

在华中科技大学、武汉科技大学、武汉肽类物质研究所和北京大学医学出版社等单位的大力支持和鼓励下,本书才能得以顺利出版,在此致以衷心的感谢!

为满足更多读者的需求,本书的编写参考了多种教科书,但由于我们的水平有限,错误、疏漏和不妥之处难免,敬希广大同仁和读者不吝指正。

余承高

目 录

第一章　免疫学概论…………………………………………… 1
第二章　免疫器官和组织………………………………………… 4
第三章　抗原……………………………………………………… 12
第四章　抗体……………………………………………………… 20
第五章　补体系统………………………………………………… 31
第六章　细胞因子………………………………………………… 40
第七章　白细胞分化抗原和黏附分子…………………………… 48
第八章　主要组织相容性复合物………………………………… 56
第九章　B 淋巴细胞……………………………………………… 62
第十章　T 淋巴细胞……………………………………………… 68
第十一章　抗原提呈细胞与抗原的加工及提呈………………… 77
第十二章　T 淋巴细胞介导的适应性免疫应答………………… 85
第十三章　B 淋巴细胞介导的特异性免疫应答………………… 92
第十四章　固有免疫系统及其介导的免疫应答………………… 100
第十五章　免疫耐受……………………………………………… 111
第十六章　免疫调节……………………………………………… 116

第十七章　超敏反应……………………………………………125

第十八章　自身免疫病…………………………………………135

第十九章　免疫缺陷病…………………………………………142

第二十章　肿瘤免疫……………………………………………151

第二十一章　移植免疫…………………………………………156

第二十二章　免疫学检测的基本原理…………………………163

第二十三章　免疫学防治………………………………………168

主要参考文献……………………………………………………178

第一章 免疫学概论

免疫系统的组成

免疫系统三成分：器官、细胞和分子。

表 1-1 免疫系统的组成

免疫器官		免疫细胞	免疫分子	
中枢	外周		膜型分子	分泌型分子
胸腺	脾	固有免疫的组成细胞	TCR	免疫球蛋白
骨髓	淋巴结	吞噬细胞	BCR	补体
法氏囊（禽类）	黏膜相关淋巴组织	树突状细胞	CD 分子	细胞因子
	皮肤相关淋巴组织	NK 细胞	黏附分子	
		NK T 细胞	MHC 分子	
		其他（嗜酸性粒细胞和嗜碱性粒细胞等）	细胞因子受体	
		适应性免疫细胞		
		T 细胞		
		B 细胞		

免疫的功能

清除伤老如清道，矫枉过正损自身。捕捉恶变像除奸，功能低下癌发生。

表 1-2 免疫系统的功能及其生理和病理表现

主要功能	生理表现	病理表现
免疫防御	抗感染免疫作用	超敏反应 免疫缺陷病
免疫监视	清除突变细胞（包括肿瘤细胞） 清除病毒感染细胞	发生肿瘤 病毒持续性感染
免疫自稳	对自身成分处于耐受状态 对非己抗原产生适度免疫应答 清除衰老或损伤细胞	自身免疫病 超敏反应

免疫应答的效应

正常防御抗感染,能抗肿瘤维自稳。异常免疫有不利,过强过弱会致病。

表1-3 免疫应答的效应

效应分类	说明
正常	
防御效应	抗感染、抗肿瘤、免疫自稳
异常	
致病效应	可产生免疫性疾病:超敏反应、自身免疫、免疫增生、移植免疫、免疫缺陷
应用	免疫学防治、免疫学检测

固有免疫与适应性免疫的比较

固有免疫先天性,无需抗原来刺激,发挥作用早而快,作用没有特异性,也无记忆耐受性,识别受体为"模式"。适应免疫获得性,需要抗原来刺激,发挥作用比较迟,作用具有特异性,识别受体有特异,还有记忆耐受性。

表1-4 固有免疫和适应性免疫比较

	固有免疫	适应性免疫
获得形式	固有性(先天性)	获得性免疫
	无需抗原激发	需接触抗原
发挥作用时相	早期,快速(数分钟至4天)	4~5天后发挥效应
作用特点		
特异性	无	有
记忆性	无	有
耐受性	无	有
免疫原识别受体	模式识别受体	特异性抗原识别受体由于细胞发育中基因重排产生多样性
举例	抑菌、杀菌物质,补体,炎症因子 吞噬细胞,NK细胞,NKT细胞	T细胞(细胞免疫-效应T细胞等) B细胞(体液免疫-抗体)

免疫应答不当可致病

免疫应答若不当,可致肿瘤或超敏,自身免疫及感染,还有免疫缺陷病。

表 1-5　免疫应答不当可致的免疫性疾病

免疫性疾病	说明
超敏反应	对抗原分子应答过强或持续时间过长
肿瘤	免疫监视能力低下
自身免疫病	自身免疫耐受未打破，免疫调节功能紊乱
感染	免疫防御功能和免疫监视功能低下
免疫缺陷	免疫系统发育障碍或后天因素（如感染）造成的免疫功能障碍

免疫学的应用

免疫防治用途广，免疫检验作诊断。

表 1-6　免疫学应用

免疫学应用	说明
预防传染病	接种菌苗、疫苗，机体主动产生免疫力
免疫诊断	依据抗原与抗体及 T 细胞受体特异性结合原理，以及抗原能活化特异性免疫应答，从而发展出多种特异敏感的免疫学诊断方法
治疗疾病	可用抗体、细胞因子、体外扩增免疫细胞及治疗性疫苗治疗某些肿瘤、慢性传染病及超敏反应

免疫学发展史

免疫发展分三段，经验免疫历史长，科学免疫成就大，现代免疫新进展。

表 1-7　免疫学发展简史

发展阶段	时间	主要代表性事件和成就
经验免疫学时期	17 至 19 世纪	①中国医学家用人痘苗预防天花 ②18 世纪末英国医生 Jenner 接种牛痘预防天花
科学免疫学时期	19 世纪中叶至 20 世纪中叶	①多种病原菌被发现 ②减毒病原体可预防有毒的病原体感染，发明了疫苗 ③细胞免疫和体液免疫学派的形成 ④免疫化学研究取得重大进展 ⑤初步认识多种基本免疫学现象的本质
现代免疫学时期	20 世纪中叶	①Burnet（1957 年）提出克隆选择学说 ②从器官、细胞和分子水平探讨免疫系统的结果与功能

第二章 免疫器官和组织

中枢免疫器官与外周免疫器官

免疫器官有数种，中枢外周分两起。胸腺骨髓属中枢，免疫细胞发源地；外周有脾淋巴结，免疫应答根据地。

表 2-1 中枢免疫器官与外周免疫器官的主要区别

	中枢免疫器官	周围免疫器官
来源	内胚层	中胚层（间充质）
器官	胸腺、骨髓	淋巴结、脾、扁桃体等
支架	上皮性网状组织	网状细胞、网状纤维
发生、发育	早，至出生时已基本发育完善	较晚
淋巴细胞来源	由干细胞在其中分裂分化而成	接受中枢淋巴器官供应的淋巴细胞
淋巴细胞增殖	受激素影响，不受抗原刺激的影响	在抗原的刺激下进一步增殖分化
功能	是淋巴细胞早期分化的场所	是免疫应答的场所

免疫器官和组织的功能

中枢免疫器官：
胸腺骨髓中枢区，TB 细胞成熟地。
外周免疫器官：
脾脏淋巴扁桃体，免疫细胞好驻地。

表 2-2 免疫器官和组织的功能

免疫器官或组织	功能
中枢免疫器官或组织	
骨髓	①各类血细胞和免疫细胞发生的场所
	②B 细胞分化成熟的场所
	③体液免疫应答的场所
胸腺	①T 细胞分化、发育和成熟的主要器官
	②免疫调节
	③自身耐受的建立和维持

续表

免疫器官或组织	功能
外周免疫组织或器官	
淋巴结	①T细胞和B细胞定居的场所，其中T细胞占75%，B细胞占25% ②免疫应答发生的场所 ③参与淋巴细胞再循环 ④过滤作用
脾	①T细胞和B细胞定居的场所，其中B细胞占60%，T细胞占40% ②免疫应答发生的场所 ③合成某些生物活性物质 ④过滤作用
黏膜免疫系统	①参与黏膜局部免疫 ②产生分泌型IgA

一、中枢免疫器官

（一）骨髓

骨髓的结构与功能

骨髓分为黄与红，红骨髓有造血功。体液免疫发生时，场地由它来提供。

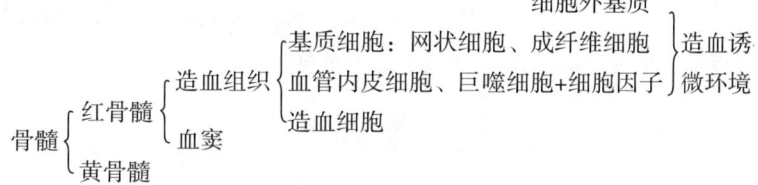

图2-1 骨髓的结构与造血微环境

表2-3 骨髓的结构域功能

项目	说明
结构	
黄骨髓	无造血功能
红骨髓	①由造血组织和血窦构成 ②造血组织主要由基质细胞和造血细胞组成 ③基质细胞及其所分泌的多种细胞因子与细胞外基质共同构成造血诱导微环境
功能	①是各类血细胞和免疫细胞发生的场所 ②是B细胞分化成熟的场所 ③是体液免疫应答发生的场所

人造血干细胞的表面标志

人的造血干细胞,表面标志应知晓。

表 2-4 人造血干细胞的表面标志

人造血干细胞表面标志	说明
CD34	造血干细胞的重要标志,成熟血细胞不表达 CD34
CD117	干细胞因子的受体,是原癌基因 c-kit 的编码产物 KIT,也是多能造血干细胞的重要标志
Lin⁻细胞	又称谱系阴性(Lin⁻)细胞,主要为早期造血干细胞

(二)胸腺

胸腺的结构与功能

胸腺是中枢器官,T 细胞发育家园,被膜皮质和髓质,胸腺小叶居实质。
皮质在小叶中间,小叶中央是髓质,上皮细胞做支架,胸腺细胞居其间。
造血诱导微环境,血胸屏障不可缺。要说选择真严格,淘汰 95%T 细胞。
分化合格到髓质,经过血循到周围。

```
         ┌ 被膜:伸入胸腺实质
胸腺 ┤         ┌ 皮质:85%~90%为未成熟T细胞 ┌ 浅皮质区:在浅皮质区胸腺上皮细胞称为
         └ 实质 ┤                                                          胸腺抚育细胞,构成胸微环境
                    │                                              └ 深皮质区:体积较小的皮质胸腺细胞
                    └ 髓质:常见胸腺小体,是胸腺结构的重要特征
```

图 2-2 胸腺组织结构

表 2-5 胸腺的结构与功能

项目	说明
结构	
结缔组织被膜	形成小叶中间隔,将实质不完全分隔为胸腺小叶
胸腺小叶	分为皮质和髓质两部分
皮质	以胸腺上皮细胞为支架,间隙内含有大量胸腺细胞和少量其他基质细胞
髓质	含较多胸腺上皮细胞、少量初始 T 细胞和巨噬细胞,常见胸腺小体,由退变聚集的上皮细胞呈同心圆状包绕排列而成
功能	①T 细胞分化、成熟的场所 ②参与免疫调节 ③建立并维持自身耐受,若胸腺基质细胞缺陷,出生后易患自身免疫病

胸腺的微环境

胸腺基质各细胞，胞外基质活性物，组成胸腺微环境，胸腺活动有保证。

表 2-6　胸腺的微环境

胸腺微环境的组成	成分及作用
胸腺基质细胞	以胸腺上皮细胞为主，还包括巨噬细胞、树突状细胞（DC）和成纤维细胞等，它们通过分泌细胞因子和胸腺素类分子，以及细胞-细胞间相互接触等方式参与胸腺细胞的分化、增殖和选择性发育
细胞外基质	包括多种胶原蛋白、网状纤维蛋白、葡萄糖胺聚糖等。它们促进上皮细胞与胸腺细胞接触，促进胸腺细胞在胸腺内移行和成熟
局部活性物质	包括胸腺素、胸腺生成素、细胞因子等，促进胸腺细胞分化、增殖和发育

二、外周免疫器官

（一）淋巴结

淋巴结的结构与功能

（1）

结缔组织构被膜，分支入内做小梁，小梁分支连成网，淋巴组织布网络。
实质分为两部位，周围皮质中央髓。浅层皮质多小结，B 淋巴 C[1] 聚其内；
深层皮质较弥散，T 淋巴 C 占主位。髓质髓窦呈网状，内有细胞 B 噬浆[2]。
淋巴窦流过淋巴结，壁为内皮腔噬网[3]。功能造血滤淋巴，参与免疫真正强。

注释：[1] C 指细胞
　　　[2] 指 B 淋巴细胞、吞噬细胞、浆细胞
　　　[3] 指吞噬细胞、网状细胞

（2）

全身布有淋巴结，滤过淋巴很重要。细胞和体液免疫，保护机体免侵袭。
B 细胞居浅皮质，增殖分化根据地。T 细胞居深皮质，又称胸腺依赖区。
效应记忆 T 细胞，免疫应答能参与。巨噬细胞能吞噬，清洁淋巴出结门。

淋巴结
- 结缔组织被膜和小梁
- 皮质区
  - 浅皮质区：B细胞定居场所，大量B细胞聚集成淋巴滤泡
    - 初级淋巴滤泡
    - 次级淋巴滤泡
  - 浅皮质区：T细胞定居场所，内皮细胞组成高内皮小静脉
- 髓质区
  - 髓索：主要为B细胞和浆细胞
  - 髓窦：富含巨噬细胞，有较强的过滤作用

图 2-3　淋巴结的组织结构

表 2-7 淋巴结的结构与功能

淋巴结	说明
结构	
皮质区	①浅皮质区：靠近被膜下，有大量 B 细胞聚集形成淋巴滤泡
	②深皮质区（副皮质区）：位于浅皮质区与髓质之间，主要由 T 细胞聚集而成（胸腺依赖区）
髓质区	由髓索和髓窦组成。髓索是相互连接的索状淋巴组织，主要含 B 细胞、浆细胞和巨噬细胞，髓窦内富含巨噬细胞
功能	①T 细胞和 B 细胞定居的场所
	②免疫应答发生的场所
	③参与淋巴细胞再循环
	④过滤作用，能清除侵入机体的病原微生物、毒素或其他有害异物

（二）脾

脾的结构与功能

致密结缔肌纤维，构成被膜包周围，被膜结构成小梁，分支联网在脾内。
淋巴组织为实质，又分白髓与红髓，动脉周围淋巴鞘，淋巴小结是白髓。
脾索脾窦为红髓，白髓散于红髓内，造血储血又滤血，免疫应答有作为。

脾
- 白髓
  - 动脉周围淋巴鞘：由密集的T细胞构成，T细胞区
  - 淋巴滤泡：含有大量的B细胞，B细胞区
    - 初级滤泡
    - 次级滤泡
- 边缘区：边缘窦，是淋巴细胞由血液进入淋巴组织的重要通道
- 红髓
  - 脾索：含有B细胞、浆细胞、巨噬细胞和DC
  - 脾血窦：充满血液

图 2-4 脾的结构

表 2-8 脾的结构与功能

项目	说明
结构	
被膜与小梁	被膜结缔组织伸入脾内形成许多分支的小梁，构成脾淋巴组织的支架
白髓	主要由淋巴细胞密集的淋巴组织构成，由围绕中央动脉而分布的动脉周围淋巴鞘、淋巴滤泡和边缘区组成

续表

项目	说明
边缘区	位于白髓与红髓之间，含有T细胞、B细胞和较多的巨噬细胞
红髓	分布于被膜下、小梁周围即边缘区外侧，有脾索和血窦组成。脾索由富含血细胞的索状淋巴组织构成
功能	①是T细胞和B细胞定居的场所 ②是免疫应答发生的场所 ③能合成某些生物活性物质，如补体等 ④过滤作用，可清除血液中的病原体、衰老的红细胞和血细胞、免疫复合物及其他异物，净化血液

（三）黏膜相关淋巴组织

黏膜相关淋巴组织

肠道鼻咽支气管，常与外界相触及，内脏器官黏膜下，淋巴组织较密集，能够分泌IgA，增强局部免疫力。

表2-9 黏膜相关淋巴组织

项目	说明
结构	
肠相关淋巴组织	由黏膜淋巴小结、固有层中弥散分布的淋巴细胞、浆细胞、巨噬细胞、间质树突状细胞、上皮内的淋巴细胞和朗汉斯巨细胞组成。肠集合淋巴小结中还有微皱褶细胞（M细胞）
鼻相关淋巴组织	包括咽扁桃体、腭扁桃体、舌扁桃体及鼻后部其他淋巴组织
支气管相关淋巴组织	主要分布于各肺叶的支气管上皮下，其结构与派尔集合淋巴结相似
功能	①参与黏膜局部免疫应答 ②产生分泌型IgA（SIgA）

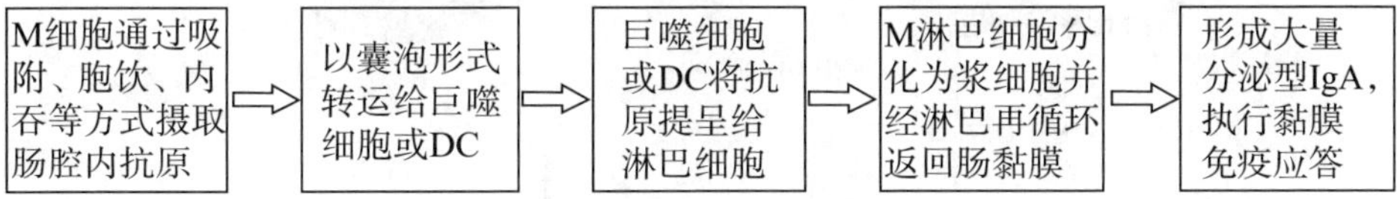

M细胞通过吸附、胞饮、内吞等方式摄取肠腔内抗原 → 以囊泡形式转运给巨噬细胞或DC → 巨噬细胞或DC将抗原提呈给淋巴细胞 → M淋巴细胞分化为浆细胞并经淋巴再循环返回肠黏膜 → 形成大量分泌型IgA，执行黏膜免疫应答

图2-5 M细胞的特殊抗原转运功能

三、淋巴细胞归巢与再循环

外周T细与B细，定居部位有比例。

表 2-10 T 细胞和 B 细胞定居外周免疫器官/部位的比例

淋巴细胞	淋巴结		脾	
	定居部位	百分率（%）	定居部位	百分率（%）
T 淋巴细胞	副皮质区	75	动脉周围淋巴鞘	40
B 淋巴细胞	浅皮质区	25	脾小结	60

淋巴细胞归巢

淋巴细胞之迁移，选择趋向称归巢。归巢受体是基础，黏附分子地址素。

表 2-11 淋巴细胞归巢

淋巴细胞归巢	说明
定义	血液中淋巴细胞选择性趋向迁移并定居于外周免疫器官的特定区域或特定组织的过程
机制	淋巴细胞表面不同的黏附分子（归巢受体）与特定组织 HEV 表面的黏附分子（地址素）的相互作用决定细胞去向
意义	使体内淋巴细胞在外周免疫器官和组织中合理分布

淋巴细胞再循环

淋巴细胞再循环，细胞分布更合理，新的淋巴来补充，识别抗原更容易，免疫细胞间协作，相互联系成整体。

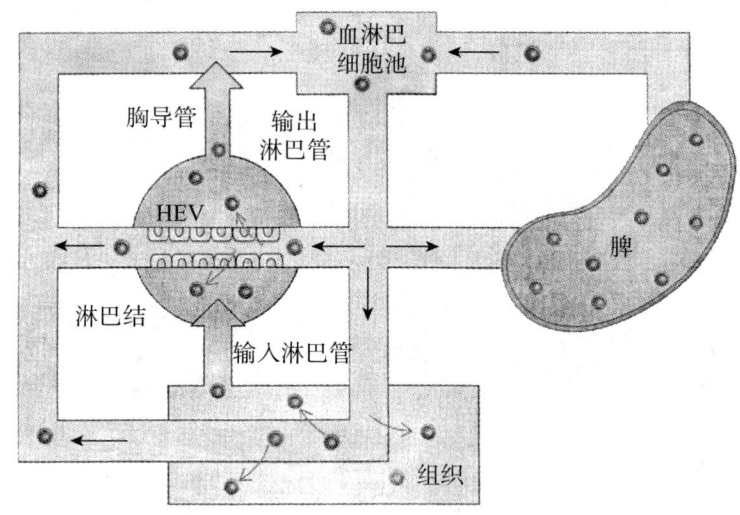

图 2-6 淋巴细胞再循环模式图

淋巴细胞经高内皮微静脉（HEV）离开血液循环进入淋巴结相应区域内定居，并通过输出淋巴管、胸导管返回血液循环；经脾动脉进入脾的淋巴细胞穿过血管壁进入白髓区，然后移向脾索、脾血窦，最后经脾静脉返回血液循环

表 2-12　淋巴细胞再循环的途径及意义

项目	说明
途径	
淋巴结	淋巴细胞（T细胞、B细胞）→深皮质区→高内皮微静脉（HEV）→髓窦→胸导管→左锁骨下V→血液
脾	脾动脉→白髓→髓索→脾血窦→脾静脉返回血液循环
其他组织	淋巴细胞随血流进入毛细血管→穿过毛细血管壁→组织间隙→毛细淋巴管→淋巴管→淋巴结→输出淋巴管→胸导管→左锁骨下静脉（血液循环）
生物学意义	①使淋巴细胞在淋巴器官和淋巴组织中分布更合理 ②从循环池中不断补充新的淋巴细胞，有利于增强机体的免疫功能 ③有利于淋巴细胞与抗原和抗原提呈细胞接触 ④有利于动员效应淋巴细胞迁移至炎症部位 ⑤使定居于外周免疫器官的记忆性淋巴细胞通过再循环与全身各组织器官接触相应抗原，再进入淋巴组织而活化、增殖和分化，产生再次免疫应答 ⑥使全身免疫系统联系为统一的整体，有效地发挥免疫效应

第三章 抗 原

一、抗原的性质与分子结构基础

抗原的定义与特性

刺激人体生抗体,结合抗体之物质。蛋白球状性特异,异物性质大分子。

抗原具有两特性,免疫原性反应性[1]。

注释:[1] 免疫原性是指抗原被 T、B 细胞表面特异性抗原受体识别及结合,诱导抗体产生适应性免疫应答的功能。免疫反应性是指抗原与其相应抗体特异性结合的能力。

表 3-1 抗原的异物性(免疫原性)

异物性	举例
不同种属之间	各种病原体、动物蛋白制剂对于人来说是异物
同种异体之间	同种异体移植物
自身成分发生改变	长期服用甲基多巴导致溶血性贫血
自身成分暴露	眼晶状体蛋白因外伤逸出导致过敏性眼疾

注释:抗原与机体的亲缘关系越远,组织结构差异越大,异物性越强。

T 细胞表位

常隐抗原分子内,TCR 是受体,线性表位线性肽,提呈必需 MHC。

B 细胞表位

位于表面易接近,线性构象两类型,BCR 是受体,无需 MHC 提呈。

表 3-2 T 细胞表位与 B 细胞表位特性比较

	T 细胞表位	B 细胞表位
识别表位受体	TCR	BCR
MHC 分子参与	必需	无需
表位性质	主要是线性短肽	天然多肽、多糖、脂多糖有机化合物
表位大小	8~12 个氨基酸(CD8$^+$T 细胞) 13~17 个氨基酸(CD4$^+$T 细胞)	5~15 个氨基酸或 5~7 个单糖、核苷酸
表位类型	线性表位	构象表位或线性表位
表位位置	抗原分子任意部位,多隐藏于蛋白质分子之内	多位于分子表面,具有易接近性

二、影响抗原免疫原性的因素

影响免疫应答的抗原分子的理化性质

抗原免疫原性强，抗原具有异物性，抗原分子量很大，抗原多为蛋白质，抗原结构很复杂，分子构象有特征，抗原表位易接近，聚合蛋白颗粒性，以上因素共七项，均使免疫原性强。

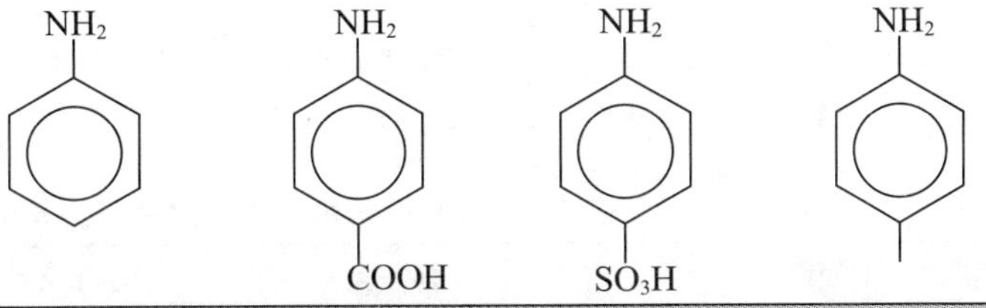

		苯胺 NH_2	对氨基苯甲酸 NH_2 COOH	对氨基苯磺酸 NH_2 SO_3H	对氨基苯砷酸 NH_2
半抗原					
免疫血清（抗体）	苯胺抗体	++++	−	−	−
	对氨基苯甲酸抗体	−	++++	−	−
	对氨基苯磺酸抗体	−	−	++++	−
	对氨基苯砷酸抗体	−	−	−	++++

图 3-1 不同化学基团（表位）对抗原特异性的影响

表 3-3 影响免疫应答的抗原分子的理化性质

影响因素	说明
异物性	除自身抗原外，抗原通常为非己物质
化学性质	大分子有机物，如蛋白质、糖蛋白、多糖、肿瘤细胞染色质、DNA 和组蛋白
分子量	一般在 10kD 以上，一般来说，分子量越大，免疫原性越强
结构的复杂性	含芳香族氨基酸，免疫原性较强
分子构象	保持一定的分子构象
易接近性	抗原表位能否被淋巴细胞抗原受体接近的程度，影响抗原的免疫原性
物理状态	聚合蛋白质强于单体蛋白质，颗粒性抗原强于可溶性抗原

影响抗原免疫应答的宿主因素

遗传因素与性别，健康状态及年龄。

表 3-4　影响抗原免疫应答的宿主因素

因素	特点
遗传因素	不同遗传背景的动物对特定抗原的应答能力不同。个体遗传基因不同，对同一抗原的免疫应答与否及应答程度不同
年龄	青壮年动物免疫应答能力强于幼年和老年动物，新生动物或婴儿对多糖类抗原不应答
性别	雌性动物较雄性动物抗体生成高，但妊娠动物的应答能力受到显著抑制
健康状态	感染或免疫抑制剂能干扰和抑制免疫应答

抗原进入机体方式对免疫应答的影响

抗原剂量应适中，皮内注射效最高，注射次数不宜多，间隔时间应恰当，免疫佐剂巧使用，免疫应答效应好。

表 3-5　抗原进入机体方式对免疫应答的影响

因素	特点
数量	剂量适中，过高或过低容易引起免疫耐受
途径	免疫效果：皮内＞皮下＞腹腔注射和静脉注射＞口服
间隔时间	间隔时间适当，次数不要太频，选择佐剂
免疫佐剂的使用	弗氏佐剂诱导 IgG 类抗体产生，明矾佐剂诱导 IgE 类抗体产生

诱生抗体时是否需Th细胞参与 { TD-Ag（绝大多数蛋白质抗原） / TI-Ag（细菌脂多糖、肺炎链球菌荚膜多糖、聚合鞭毛素等）

与机体的亲缘关系 { 异嗜性抗原（溶血性链球菌的表面成分与人肾小球基底膜及心肌组织） / 异种抗原（微生物、异种动、植物蛋白分子） / 同种异型抗原（血型抗原、HLA、Ig） / 自身抗原（隐蔽的、修饰的自身组织成分） / 独特型抗原（TCR、BCR或Ig的V区）

是否在抗原提呈细胞内合成 { 内源性抗原（病毒感染细胞合成的病毒蛋白、肿瘤细胞内合成的肿瘤抗原等） / 外源性抗原（吞噬的细胞或细菌等）

产生方式 { 天然抗原 / 人工抗原 　　物理性状 { 颗粒性抗原 / 可溶性抗原

化学性质 { 蛋白质抗原 / 多糖抗原 / 多肽抗原

诱导不同的免疫应答 { 移植抗原 / 肿瘤抗原 / 应变原 / 过敏原 / 耐受原

图 3-2　抗原分类

三、抗原的分类

TD-Ag

胸腺依赖性抗原,性质多为蛋白质,B 细 T 细两表位,需要 APC 参与,必须 T 细胞辅助,免疫应答两类型[1],活化 B 细为 B2,免疫记忆易形成,诱生抗体有多种,诱导耐受不容易。若与 TI-Ag 来对比,二者之间有差异。

注释:[1] 指体液免疫与细胞免疫两种类型。

表 3-6 TD-Ag 与 TI-Ag 的特性比较

	TD-Ag	TI-Ag
结构特点	复杂,含多种表位	含单一表位
表位组成	B 细胞和 T 细胞表位	重复 B 细胞表位
T 细胞辅助	必需	无需
MHC 限制性	有	无
激活的 B 细胞	B2	B1
免疫应答类型	体液免疫和细胞免疫	体液免疫
抗体类型	IgM、IgG、IgA 等	IgM
免疫记忆	有	无

根据与抗体的亲缘关系的抗原分类

根据机体亲缘性,抗原分为五类型:同种异型异嗜性,异种自身独特性。

表 3-7 根据与抗体的亲缘关系的抗原分类

分类	简介	举例
异嗜性抗原	一类与种属无关,存在于人、动物及微生物之间的共同抗原	溶血性链球菌与心肌组织和肾小球基底膜之间;大肠埃希菌 O86 与人 B 血型物质之间
异种抗原	来自于另一物种的抗原物质	用人血清注射到家兔体内,可以产生抗人球蛋白血清
同种异型抗原	同一种属不同个体间所存在的抗原	血型抗原和 HLA
自身抗原	某些条件下,免疫隔离部位抗原的释放或抗原发生改变,可诱发对自身成分的免疫应答	重症肌无力、格雷夫斯病(Graves disease)、肺出血肾炎综合征(Goodpasture 综合征)
独特型抗原	TCR、BCR 或 Ig 的 V 区所具有的氨基酸顺序和构象,可诱导自身产生相应的特异性抗体(抗独特型抗体)	免疫网络形成,调节免疫应答

内源性抗原

各种内源性抗原，APC 内新合成，结合 MHC-Ⅰ分子，CD8⁺T 来识别。

外源性抗原

各种外源性抗原，来自 APC 之外，结合 MHC-Ⅱ分子，CD4⁺T 来识别。

表 3-8 根据是否在抗原提呈细胞内合成的抗原分类

	内源性抗原	外源性抗原
来源	在抗原提呈细胞内新合成的抗原	并非抗原提呈细胞合成，而来源于 APC 外的抗原
提呈方式	与 MHC-Ⅰ类分子结合	与 MHC-Ⅱ类分子结合
识别细胞	CD8⁺T 细胞	CD4⁺T 细胞

医学上主要的抗原

常见抗原有数种，具有医学重要性。

表 3-9 医学上重要的抗原

抗原类型	说明
病原微生物	对人都是异种抗原，均有较强的免疫原性，可用于相应疾病的诊断和预防
类毒素	将细菌外毒素用甲醛处理丧失毒性，但保留其免疫原性的生物制品，可用于某些疾病的预防
动物免疫血清	用类毒素免疫动物，采取动物血清经纯化后的生物制品，可用于预防疾病，但注意预防超敏反应的发生
异嗜性抗原	存在于人、动物和微生物之间的共同抗原，目前发现某些疾病（如风湿热、肾炎）与异嗜性抗原有关
肿瘤抗原	细胞在癌变过程中出现的新抗原及表达过度的抗原，分肿瘤特异性抗原和肿瘤相关抗原两类

四、非特异性免疫刺激剂

超抗原

多为细菌外毒素，直接刺激 T 细胞，抗原作用特别强，MHC 无限制，反应细胞 CD4⁺T，T 细胞反应频率高。普通抗原相比较，二者差异应明瞭。

表 3-10　超抗原与普通抗原的比较

	超抗原	普通抗原
化学性质	细菌外毒素、反转录病毒蛋白等	普通蛋白质、多糖等
MHC 结合部位	非多肽区	多肽区结合槽
TCR 结合部位	Vβ	Vα、Jα、Vβ、Dβ、Jβ
MHC 限制性	无	有
应答特点	直接刺激 T 细胞	APC 处理后被 T 细胞识别
反应细胞	$CD4^+$ T 细胞	T、B 细胞
T 细胞反应频率	1/20 ~ 1/5	$1/10^6 \sim 1/10^4$

超抗原的生物学意义

对人毒性作用大，炎症反应常诱导，引起自身免疫病，免疫抑制作用强。

肿瘤细胞可杀伤，治疗肿瘤有希望。

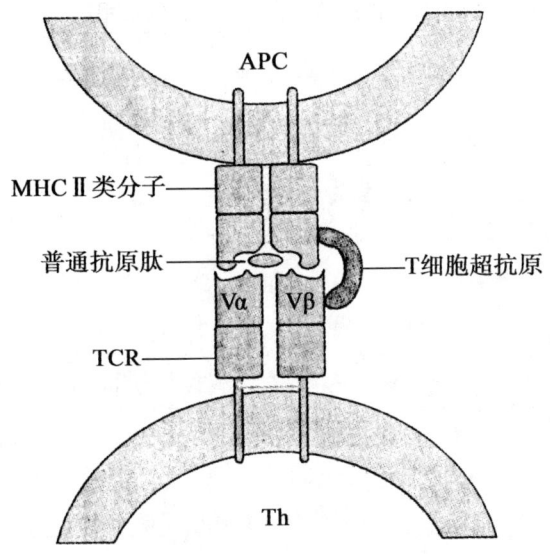

图 3-3　超抗原与 T 细胞的相互作用

普通抗原肽结合于 MHC-II 类分子多肽区的肽结合槽，由 TCR（α、β 链 V 区）识别；超抗原直接与 MHC-II 类分子非多肽区和 TCRβ 链 V 区结合，无 MHC 限制性

表 3-11 超抗原的生物学意义

超抗原的生物学意义	说明
毒性作用及诱导炎症反应	超抗原多为病原微生物的代谢产物,可大量激活 T 细胞并诱导促炎细胞因子产生,引起休克、多器官功能衰竭等严重临床表现
引起自身免疫病	超抗原可激活体内残存(或处于禁闭状态)的自身反应性 T 细胞,导致自身免疫病
免疫抑制	受超抗原刺激而过度增殖的大量 T 细胞可被清除或功能上出现超限抑制,从而导致微生物感染后的免疫抑制
抗肿瘤	超抗原可直接激活细胞毒性 T 淋巴细胞(CTL)及其他 T 细胞亚群,通过促进细胞毒效应或分泌多种细胞因子而杀伤肿瘤细胞,有可能成为新的抗肿瘤效应分子

佐剂

佐剂抗原联合用,抗原免疫性增强。

表 3-12 佐剂的种类、作用机制及用途

项目	说明
佐剂的种类	
生物性佐剂	卡介苗、短小棒状杆菌、脂多糖、细胞因子
无机化合物	氢氧化铝等
人工合成剂	胞苷酸、尿苷酸
佐剂的作用机制	
改变抗原物理性状	延缓抗原降解和排除,延长抗原在体内滞留时间
刺激单核巨噬细胞系统	增强单核巨噬细胞系统对抗原的处理及提呈能力
刺激淋巴细胞的增殖分化	增强和扩大免疫应答能力
用途	
用于预防接种及制备动物抗血清	增强特异性免疫应答
用于抗肿瘤与抗感染的辅助治疗	作为非特异性免疫增强剂

丝裂原

淋巴受体相结合,激活淋巴 C 转化,变为淋巴母细胞,有丝分裂速度加。

表 3-13 作用于人和小鼠 T、B 淋巴细胞的丝裂原

半抗原	人		小鼠	
	T 细胞	B 细胞	T 细胞	B 细胞
ConA（刀豆蛋白 A）	+	−	+	−
PHA（植物血凝素）	+	−	+	−
PWM（商陆有丝分裂原）	+	+	+	−
LPS（脂多糖）	−	−	−	+
SPA（葡萄球菌蛋白 A）	−	+	−	−

第四章 抗 体

一、抗体（免疫球蛋白）的结构

免疫球蛋白的基本结构

Ig 结构像 Y 形，分为两重与两轻。结合抗原可变区，其他区域较恒定。

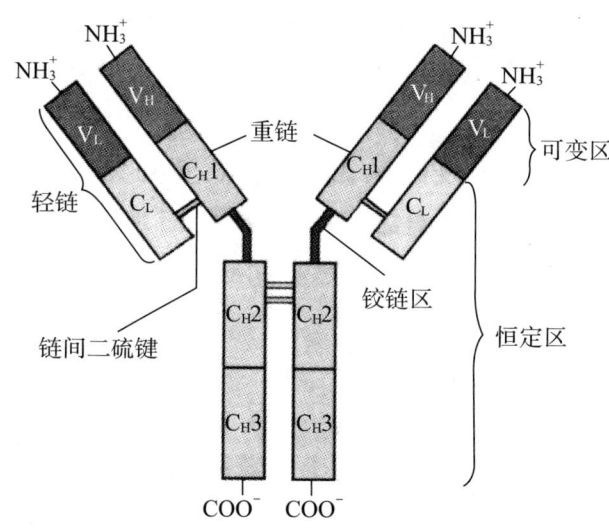

图 4-1　免疫球蛋白的基本结构示意图

典型的免疫球蛋白分子基本结构呈"Y"字形，由两条相同的重链和两条相同的轻链以二硫键连接而成。重链和轻链近氨基端的 1/4 或 1/2 氨基酸序列的变化很大，为可变区；其他部分氨基酸序列则相对恒定，为恒定区；位于 C_H1 与 C_H2 之间，富含脯氨酸的区域为铰链区。V_H 和 V_L 分别代表重链和轻链的可变区，C_H 和 C_L 分别代表重链和轻链的恒定区

表 4-1　免疫球蛋白的基本结构

基本结构	说明
重链与轻链	
重链	分子质量 5 万～7.5 万 Da，由 440～550 个氨基酸残基组成。根据恒定区的氨基酸组成和排列顺序不同可将 Ig 分为 IgG、IgM、IgA、IgD 和 IgE 五类，其相应的重链分别为 γ、μ、α、δ、ε 链
轻链	分子量 2.5 万 Da，由 214 个氨基酸残基组成。轻链有 κ 链和 λ 链两种

续表

基本结构	说明
可变区和恒定区	
可变区（V 区）	轻链和重链中靠近 N 端的约 110 个氨基酸序列变化很大，称为可变区（分别称为 V_L 区及 V_H 区）。在可变区中轻链和重链各有 3 个区域的氨基酸组成和顺序高度可变，称为高可变区或互补决定区，其余称为骨架区
恒定区（C 区）	Ig 中除去可变区的部分称为恒定区，其氨基酸序列相对恒定
铰链区	位于 CH1 和 CH2 之间，含有丰富的脯氨酸，易弯曲转动，有利于两臂同时结合两个不同的表位
结构域	轻链和重链可以折叠成数个球形的结构域，每个结构域由约 110 个氨基酸组成

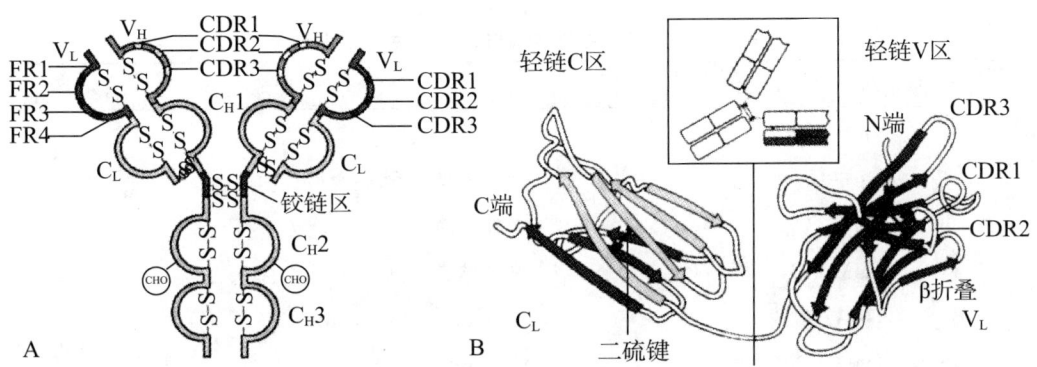

图 4-2　免疫球蛋白及其 V 和 C 功能区结构示意图

A. 免疫球蛋白重链和轻链折叠形成的环状功能区为结构域，CDR 为互补决定区，FR 为骨架区；B. Ig 二级结构是由几股多肽链折叠而成的两个反向平行的 β 片层，两个 β 片层中心的两个半胱氨酸残基由一个链内二硫键垂直连接，形成 β 三明治结构

免疫球蛋白的结构与功能

Ig 分为两大区，V 区 C 区功不同。结合抗原在 V 区，CDR 起作用。
能够中和外毒素，阻断病原体入侵。激活补体靠 C 区，结合 Fc 受体。
调理作用能发挥，ADCC 起效应。超敏反应能介导，穿越胎盘也靠 C。

表 4-2　免疫球蛋白的结构与功能

Ig 结构分区	功能
IgV 区	识别并特异性结合抗原,也是 Ig 的主要功能。V 区的 CDR 在识别和结合特异性抗原中起决定性作用。单位 Ig 可结合 2 个抗原表位,为双价;分泌型 IgA 为 4 价;五聚体 IgM 为 5 价
IgC 区	①激活补体。IgG1～3 和 IgM 经过经典途径激活补体;IgA、IgE 和 IgG4 可通过旁路途径激活补体;IgD 不激活补体 ②结合 Fc 受体: a. 调理作用:IgG 能增强吞噬细胞的吞噬功能 b. 抗体依赖的细胞介导的细胞毒(ADCC):IgG 的 Fc 段与 NK 细胞上的 IgGFc 受体→直接杀伤 IgFab 段结合的靶抗原 ③介导 Ig 超敏反应
个别 Ig	① Ig 是唯一能通过胎盘的免疫球蛋白,有利于新生儿抗感染 ② SIgA 可通过呼吸道和消化道黏膜,在黏膜局部发挥免疫作用

表 4-3　免疫球蛋白结构与功能的关系(小结)

分区		功能
V 区	V_H 和 V_L	抗原特异性结合位点
C 区	C_H 和 C_L	同种异型的遗传标记
	(IgG) C_H2	补体结合位点
	(IgM) C_H3	补体结合位点
	(IgG) C_H3	结合 FcγR(MC,MΦ,B,NK)
	(IgG) C_H2 和 C_H3	介导 IgG 通过胎盘
	(IgE) C_H4	结合 FcεR(肥大细胞、嗜碱性粒细胞)

免疫球蛋白的辅助成分

J 链连成多聚体,分泌片能护 Ig。

表 4-4　免疫球蛋白的辅助成分

Ig 的其他成分	说明
J 链	由浆母细胞合成,其功能是将单体 Ig 分子连接成多聚体。如由 J 链连接的 IgA 为二聚体,IgM 为五聚体
分泌片 (分泌成分)	为一种含糖的肽链,由黏膜上皮细胞合成和分泌,具有保护分泌型 IgA 的铰链区免受免疫球蛋白水解酶的降解作用,并介导 IgA 二聚体从黏膜下通过黏膜到黏膜表面的转运

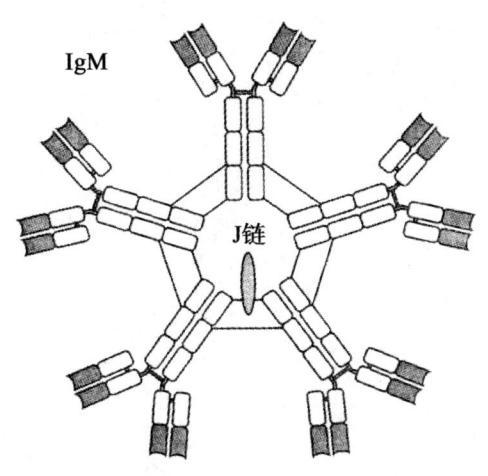

图 4-3 IgM 和分泌型 IgA 结构示意图

分泌型 IgA 由 2 个 IgA 单体由二硫键通过 J 链相互连接形成二聚体；5 个 IgM 单体由二硫键相互连接，并通过二硫键与 J 链连接形成五聚体。因此，J 链的作用是将单体 Ig 分子连接为二聚体或多聚体。分泌型 IgA 中含有 SC，为一含糖肽链，其作用是使 IgA 分泌到黏膜表面，并保护 SIgA 铰链区免遭蛋白水解酶降解

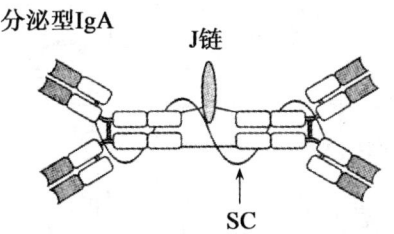 免疫球蛋白的水解片段及功能

结合抗原 Fab，中和作用与凝集。结合他物是 Fc，KC 吞 C 和补体。

表 4-5 免疫球蛋白的水解片段

	木瓜蛋白酶水解片段	胃蛋白酶水解片段
水解部位	铰链区二硫键连接的 2 条重链的近 N 侧端	铰链区二硫键连接的 2 条重链的近 C 侧端
水解片段	两个完全相同的 Fab 段和一个 Fc 段	一个 F（ab'）2 片段和一些小片段 pFc' 段
片段功能	一个 Fab 段为单价，可与抗原结合但不形成凝集反应或沉淀反应；Fc 段是 Ig 与效应分子或细胞相互作用的部位	F（ab'）2 片段为双价，与抗原结合可发生凝集反应和沉淀反应，保留了相应抗原的生物活性，又避免了 Fc 段免疫原性可能引起的副作用 pFc' 段无生物学作用

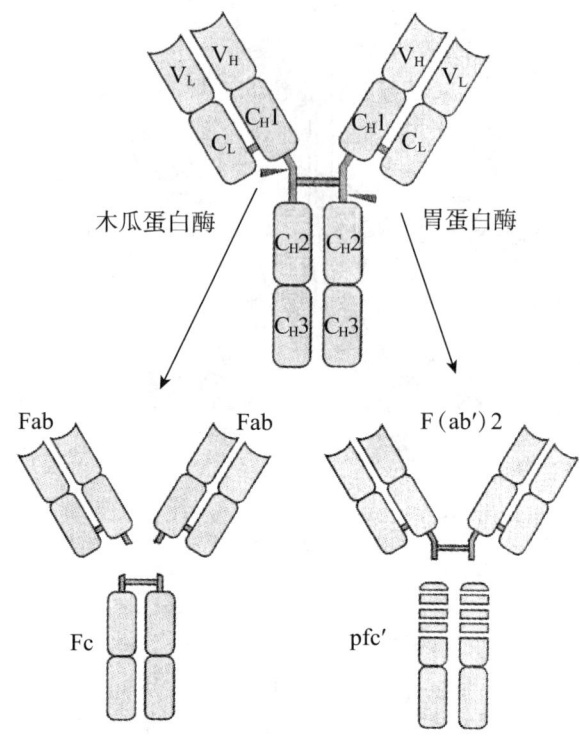

图 4-4 免疫球蛋白酶解片段示意图

木瓜蛋白酶作用于 IgG 铰链区二硫键所连接的是两条重链的近 N 端，可将 Ig 裂解为两个完全相同的 Fab 段和一个 Fc 段。胃蛋白酶作用于铰链区二硫键所连接的两条重链近 C 端，将 Ig 水解为一个大片段 F（ab′）2 和多个小片段 pFc′

二、抗体的多样性和免疫原性

免疫球蛋白的类型

Ig 重链有 5 种，依此分为 5 大类：G、A、M、D 和 E，G、A、M 有亚类。
轻链 C 区表位异，依此可分为两型。C 区 N 端氨基酸，根据排列分亚型。

表 4-6 免疫球蛋白的类型

类型	说明
类	在同一种类的所有个体内，Ig 重链 C 区所含抗原表位不同，据此可将重链分为 γ、μ、α、δ、ε 链五种，依次对应分为 IgG、IgM、IgA、IgD 和 IgE 五类
亚类	同一免疫球蛋白其重链的抗原性及二硫键数目和位置不同，可将 Ig 分为亚类。人 IgG 有 IgG1～IgG4 个亚类；IgA 有两亚类；IgM 有两个亚类
型	根据 Ig 轻链 C 区所含抗原表位的不同，可分为 λ 和 κ 两型
亚型	同一免疫球蛋白中，根据其轻链 C 区 N 端氨基酸排列的差异，又可分为亚型

免疫球蛋白的血清型

Ig 血清型较多，同种类型位 C 区，同种异型 CV 区，V 区还有独特型。

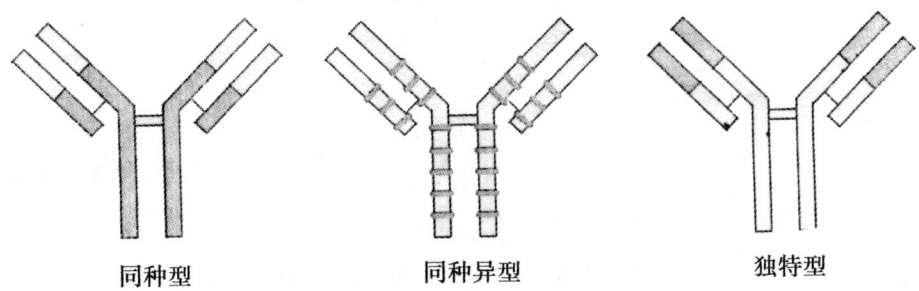

图 4-5　免疫球蛋白的血清型示意图
Ig 有 3 种血清型（图中着色区域）：①同种型，抗原表位位于 IgC 区；②同种异型，抗原表位主要位于 IgC 区；③独特型，抗原表位位于 IgV 区

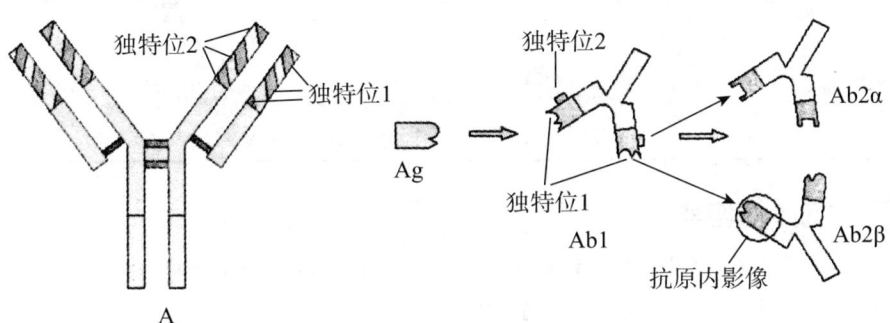

图 4-6　免疫球蛋白独特型示意图
A. 每一个 Ig（Ab1）V 区含若干独特位，可诱生 Ab2；B. 独特位 1 是 Ab1 分子与抗原表位结合的部位，其诱生的 Ab2（即 Ab2β）为抗原"内影像"，可模拟抗原表位并竞争性抑制 Ab1 与抗原表位结合；独特位 2 是 Ab1 骨架区附近的结构，其诱生 Ab2（即 Ab2α）

表 4-7　免疫球蛋白的血清型（异质性）

Ig 的血清型	说明
同种型	是同一种属所有个体 Ig 分子的共有的抗原的特异性标志，为种类型标志，存在于 Ig 的 C 区
同种异型	存在于同种不同个体中的抗体分子也具有不同的免疫原性，称为同种异型。存在于 Ig 的 C 区和 V 区
独特型	同一个体来源的抗体分子，主要由于其 CDR 区的氨基酸序列的不同，可显示不同的免疫原性，称为独特型

表 4-8 免疫球蛋白的异质性

类型	表位	例子	标志	分布
同种型				
	类 CH	IgG、IgM、IgA、IgD、IgE	种属型标志	同一种属所有个体
	亚类 CH	IgG1-4、IgA1-2、IgM1-2		
	型 CL	κ、λ		
	亚型 CL	Z(+)、OZ(-)		
同种异型	C区和V区	Gm1-30 A2m(1)、A2m(2) κm(1)、κm(2)、κm(2)	个体型标志	同一种属不同个体
独特型	V区	极多	抗原特异性标志	所有免疫球蛋白

表 4-9 人免疫球蛋白基因的染色体定位

肽链	所在染色体	基因片段及排列
λ	22q11.2	Vn-(J-C)n
κ	2p11-12	Vn-Jn-C
H	14q32.3	Vn-Dn-Jn-Cn

三、抗体的功能

结合抗原促吞噬,激活补体结KC,抗菌毒素病毒粒,中和调理均参与,溶菌作用需补体,参与炎症等反应。

表 4-10 抗体的功能

抗体的功能	说明
识别抗原	能识别并特异性结合抗原,执行该功能的结构是抗体V区,阻断病原入侵,发挥中和作用
激活补体	通过经典途径或旁路途径等激活补体,产生多种补体效应功能
结合Fc受体	①调理作用 ②抗体依赖的细胞介导的细胞毒(ADCC)作用 ③介导I型超敏反应
穿过胎盘和黏膜	①IgG能通过胎盘,对胎儿和新生儿抗体感染具有重要意义 ②SIgA可被转运到呼吸道、消化道黏膜表面,是黏膜局部免疫的最主要因素
参与免疫应答调节	抗体介导的体液免疫应答效应,也参与对体液免疫的负调节

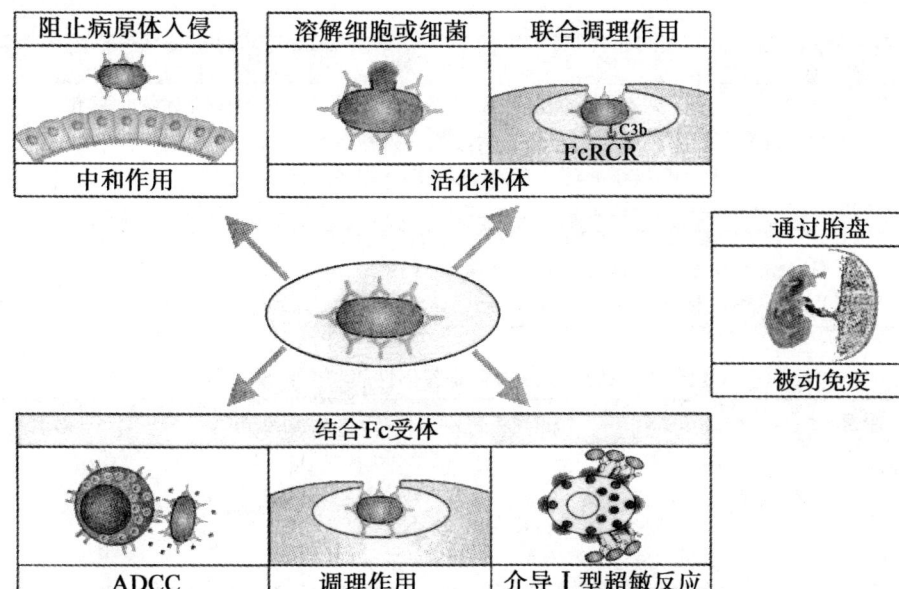

图 4-7 免疫球蛋白的主要生物学功能

免疫球蛋白的生物学功能是由其 V 区和 C 区结构所决定。免疫球蛋白 V 区的主要功能是识别并特异性结合抗原，其结果是可阻断病原入侵，发挥中和作用；而 C 区则可活化补体，溶解细胞或细菌，并发挥调理作用，介导 ADCC，介导 I 型超敏反应。IgG 还可通过胎盘，在生命早期发挥被动免疫作用

免疫球蛋白种类及特点

G 量最高可入胎，A 分两型泌在外[1]。D 的功能不清楚，M 最大早且快，
E 结肥大诱变态，五类浓度高低排。

注释：[1] IgA 是外分泌液中的重要抗体类别，分血清型和分泌型两种类型。

表 4-11 各类免疫球蛋白的种类及特点

类型	特性
IgG	①血清和细胞外液中含量最高 ②是再次免疫应答产生的主要抗体，是抗感染的主力军 ③可以通过胎盘，在新生儿抗感染免疫中起到重要作用 ④可以激活补体 ⑤通过 Fc 段发挥调理作用和 ADCC 作用；B 细胞活化的反馈抑制物
IgM	①分泌型 IgM 为五聚体，是分子量最大的 Ig ②易激活补体 ③天然血型抗体为 IgM ④发育过程中最早合成的抗体 ⑤初次免疫应答最早出现的抗体，用于感染的早期诊断

续表

类型	特性
IgA	① SIgA 是外分泌液中的主要抗体类别，在局部免疫抗感染中发挥重要作用 ② SIgA 在黏膜表面有中和毒素的作用（黏膜免疫） ③ 婴儿可从母亲初乳中获得 SIgA，为重要的自然被动免疫
IgD	IgD 是 B 细胞分化发育成熟的标志（初始 B 细胞抗原受体）
IgE	① 血清中含量最少的 Ig，介导 ADCC 作用 ② 为亲细胞抗体，通过 Fc 段结合肥大细胞、嗜碱粒细胞，介导 I 型超敏反应

表 4-12 人免疫球蛋白的主要理化性质和生物学功能

性质	IgM	IgD	IgG	IgA	IgE
分子量（kD）	950	184	150	160	190
重链名称	μ	δ	γ	α	ε
亚类数	2	无	4	2	无
C 区结构域数	4	3	3	3	4
辅助成分	J	无	无	J, SP	无
糖基化修饰率（%）	10	9	3	7	13
主要存在形式	五聚体	单体	单体	单体/二聚体	单体
开始合成时间	胚胎后期	任何时间	生后 3 个月	生后 4~6 个月	较晚
合成率 [mg/(kg·d)]	7	0.4	33	65	0.016
占血清 Ig 量比例（%）	5~10	0.3	75~85	10~15	0.02
血清含量（mg/ml）	0.7~1.7	0.03	9.5~12.5	1.5~2.6	0.0003
半衰期（d）	10	3	23	6	2.5
结合抗原价	5	2	2	2, 4	2
溶细菌作用	+	?	+	+	?
胎盘转运	−	−	+	−	−
结合嗜碱性粒细胞	−	−	−	−	+
结合吞噬细胞	−	−	+	+	−
结合肥大细胞	−	−	−	−	+
结合 SPA	−	−	+	−	−
介导 ADCC 作用	−	−	+	−	−
经典途径补体激活	+	−	+	−	−
旁路途径补体激活	−	+	IgG4 +	IgA1 +	−
其他作用	初次应答 早期防御	B 细胞 标志	二次应答 抗感染	黏膜免疫	I 型超敏反应 抗寄生虫

免疫球蛋白含量测定的临床意义

免疫功能正常时，Ig 含量较稳定；发生疾病有变动，可能升高或降低。
Ig 类型有五种，升降意义各不同。

表 4-13　人免疫球蛋白含量测定的简明临床意义

名称	参考值	临床意义
IgG	7.0～16.6g/L	①增高：常见于 IgG 型多发性骨髓瘤、类风湿关节炎、系统性红斑狼疮、慢性肝炎活动期及某些感染性疾病 ②降低：常见于肾病综合征、自身免疫病、原发性无丙种球蛋白血症、继发性免疫缺陷及某些肿瘤
IgA	0.71～3.35g/L	①增高：见于 IgA 型多发性骨髓瘤、类风湿关节炎、系统性红斑狼疮、肝硬化及某些感染性疾病 ②降低：见于自身免疫病、输血反应、原发性无丙种球蛋白血症、继发性免疫缺陷
IgM	0.48～2.12g/L	①增高：见于巨球蛋白血症、类风湿关节炎、系统性红斑狼疮、肝病及某些感染性疾病 ②降低：见于原发性无丙种球蛋白血症、继发性免疫缺陷
IgD	0.165～8.05mg/L	①增高：见于 IgD 型多发性骨髓瘤、霍奇金淋巴瘤、大量吸烟、变态反应、慢性迁延性肝炎等
IgE	0.1～0.9mg/L	增高：见于 IgE 型多发性骨髓瘤、类风湿关节炎、系统性红斑狼疮、I 型变态反应性疾病（如注射异种血清后休克等）和寄生虫感染时

五、人工抗体制备

人工制备的抗体

抗体可以人工制，制备方式有三种：多克隆与单克隆，基因工程也能行。
多克隆的作用全，只是特异性稍逊；单克隆的效价高，高纯高效特异高；
基因工程制抗体，亲和力弱效价低。

表 4-14　人工制备的三种抗体之比较

	多克隆抗体	单克隆抗体	基因工程抗体
优点	作用全面，具有中和抗原、免疫调理、介导补体依赖的细胞毒作用、介导 ADCC 作用，来源广泛，制备容易	结构均一、纯度高、特异性强、效价高、无血清交叉反应、制备成本低	人源化或完全人源化抗体，均一性强，可工业化生产
缺点	特异性不高、易发生交叉反应	鼠源性对人具有较强免疫原性，反复使用导致机体组织细胞的免疫病理损伤	亲和力弱，效价不高

基因工程抗体

基因工程制抗体，抗体可分四类型：双特异性小分子，人鼠嵌合与改型。

表 4-15 基因工程抗体的种类及其特性

种类	基本结构	分子量（kD）	鼠源性成分（%）
人鼠嵌合抗体	鼠源 V 区或 Fab，人源 C 区或 Fc	150	25～30
改型抗体	鼠源 CDR	150	15
双特异性抗体	异源性 H2/L2	150	—
小分子抗体			
Fab	完整 L 和部分 H	50	15
Fv	V_H 和 V_L	25	15
单链抗体	V_H-连接肽-V_L	26	15
单域抗体	V_H	12.5	7.5
最小识别单位	单一 CDR	<2	<1.5

第五章 补体系统

一、补体概述

补体的概念

血清天然球蛋白，1至9种3量大[1]。正常未活不稳定，激活之后作用大。

溶解抗原抑病毒，过敏调理和趋化。

注释：[1] 补体 C3 的含量较大。

补体系统的组成

补体组成三部分：固有成分四类型，调节蛋白有多种，补体受体传效应。

表 5-1 补体系统的组成

分类	主要组成成分
补体固有成分	①经典激活途径：C1q、C1r、C1s、C4、C2 ②旁路激活途径：B 因子、D 因子和备解素（P 因子） ③MBL 激活途径：MBL、MASP ④三条激活途径的共同末端通路：C3、C5～C9
补体调节蛋白	H 因子、I 因子、C1INH、C4bp、S 蛋白等
补体受体	CR1～CR5、C3aR、C4aR、C5aR 等

表 5-2 补体的命名

补体成分	命名方法
补体经典激活途径和终末成分	按其发现先后顺序，依次命名为 C1、C2～C9
补体旁路途径成分	分别称为 B 因子、D 因子、H 因子、I 因子、P 因子
具有酶活性的补体分子	在其上以添加横线表示，如 $\overline{C1}$、$\overline{C3bBb}$
补体在活化过程裂解的片段	以该补体成分后缀以英文小写字母命名，如 C3a/C3b
补体调节蛋白	按其功能命名，如衰变加速因子（DAF）、膜辅助蛋白（MCP）
灭活的补体片段	在其符号前加英文字母 i 表示，如 iC3b

补体产生部位

补体成分有多种，产生部位不相同，多由肝和巨噬 C，少由血小板与脾。

表 5-3 补体系统各成分的产生部位

补体成分	产生部位
C1	小肠上皮细胞、脾、巨噬细胞
C2	巨噬细胞
C3	巨噬细胞、肝
C4	巨噬细胞、肝
C5	巨噬细胞
C6	肝
C7	?
C8	肝
C9	肝
B 因子	巨噬细胞、肝
D 因子	巨噬细胞、血小板
P 因子	巨噬细胞
I 因子	巨噬细胞
H 因子	巨噬细胞、血小板

注释：? 表示 C7 的产生部位尚未确定。

补体受体

补体功能很重要，通过受体起效应，补体受体分布广，可以分为六类型。

表 5-4 补体受体的分布与功能

补体受体	配体	分布细胞	功能
CR1（CD35）	C3b、C4b、iC3b	红细胞、中性粒细胞、巨噬细胞、嗜酸性粒细胞、T 和 B 淋巴细胞，以及滤泡树突状细胞（FDC）	①调理作用，增强吞噬细胞的吞噬 ②调节补体活化 ③清除免疫复合物 ④参与免疫记忆
CR2（CD21）	iC3b、C3d、C3dg、C3b、EB 病毒	B 细胞、活化的 T 细胞、上皮细胞和 FDC	①抑制 EB 病毒 ②调节 B 细胞增殖、分化、记忆和抗体的产生
CR3（CD11b/CD18）	iC3b	中性粒细胞、单核/巨噬细胞、滤泡树突状细胞	介导黏附作用，增强吞噬作用

续表

补体受体	配体	分布细胞	功能
CR4（CD11c/CD18）	iC3b	中性粒细胞、单核细胞、巨噬细胞和滤泡树突状细胞	增强吞噬作用
C3a/C4rR、C5aR	C3a、C4a、C5a	肥大细胞、嗜碱粒细胞、中性粒细胞、单核/巨噬细胞、内皮细胞、平滑肌细胞和淋巴细胞	介导补体激活的炎症反应
C1qR	C1q	中性粒细胞、单核/巨噬细胞、B细胞、NK细胞、内皮细胞、成纤维细胞及血小板	免疫调节作用

二、补体激活途径

补体的激活剂

补体激活三途径，激活物质不相同。

表 5-5 补体的激活剂

	免疫球蛋白	病原生物			其他激活剂
		病毒	细菌	其他生物	
经典途径	IgM，IgG1~3 与抗原的复合物	鼠水泡性口炎病毒		支原体	聚阴离子，含磷酸基、硫酸基的有机化合物[1]
甘露聚糖结合凝集素（MBL）途径			许多革兰阳性、革兰阴性细菌		末端甘露糖残基
旁路途径	IgG、IgA、IgE 与抗原的复合物（效率低于经典途径）	病毒感染的细胞（如EBV）	革兰阳性、革兰阴性细菌	锥虫、利什曼原虫、真菌	硫酸葡聚糖，异种红细胞，碳水化合物

注释：[1] 含磷酸基、硫酸基的有机化合物包括DNA，脂质A，心脂质，硫酸葡聚糖等。

补体激活的途径

补体激活三途径，经典旁路 MBL。

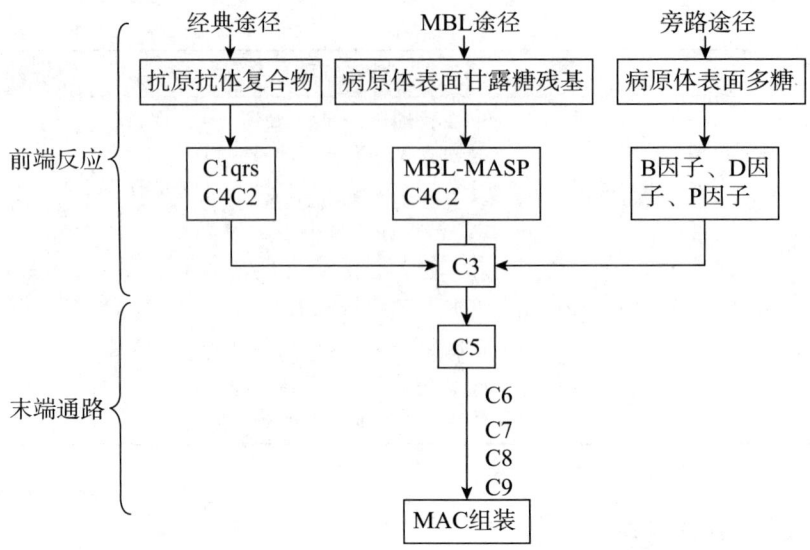

图 5-1 补体的激活途径

补体的激活分为两个阶段：从级联反应启动至 C5 转化酶形成为前端反应；从 C5 活化到攻膜复合物（MAC）形成直至介导溶细胞效应，称为末端通路。依起始物及激活顺序不同，又可将前端反应分为三条既独立又交叉的途径，即经典途径、MBL 途径和旁路途径（又称替代激活途径）。

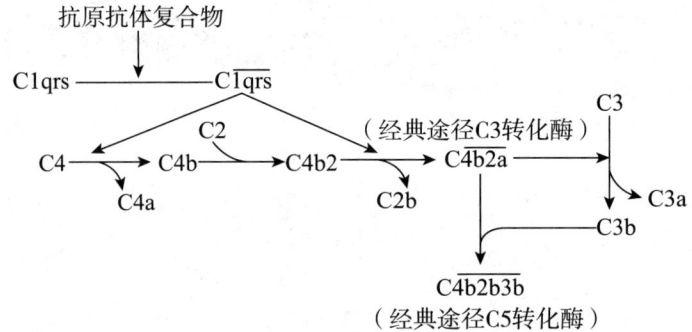

图 5-2 补体激活经典途径示意图

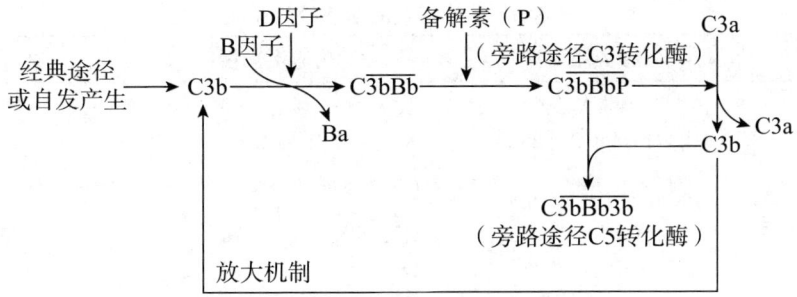

图 5-3　旁路途径激活过程示意图

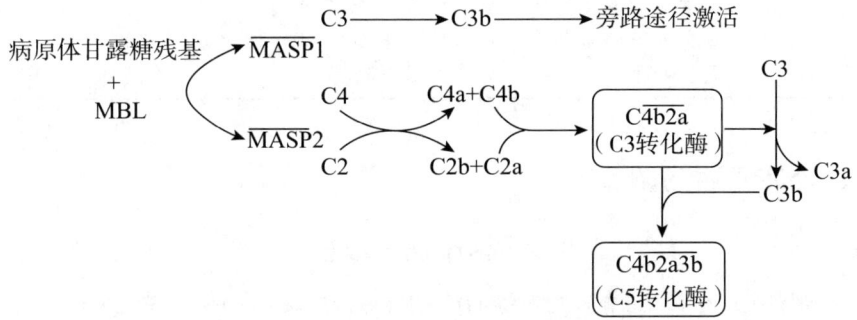

图 5-4　补体 MBL 途径的激活

MBL，甘露聚糖结合凝集素；MASP，MBL 相关的丝氨酸蛋白酶

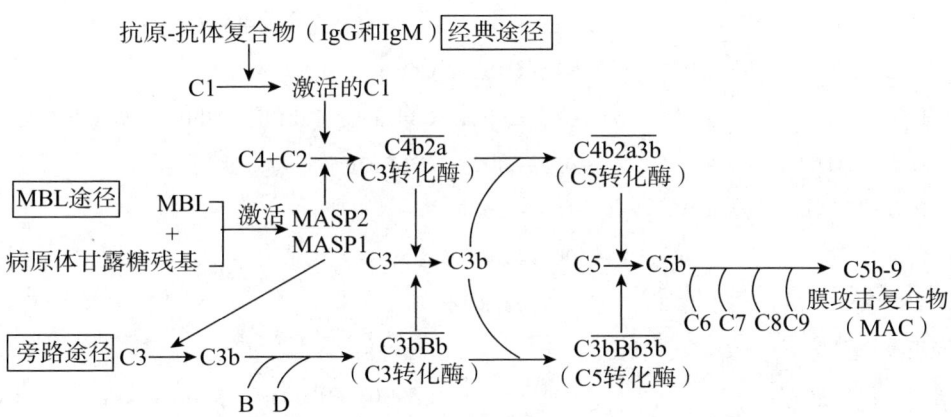

图 5-5　补体三条激活途径及共同末端效应全过程

表 5-6 补体三条激活途径的比较

	经典激活途径	旁路激活途径	MBL 途径
激活物质	抗原抗体复合物（IgM、IgG1、IgG2、IgG3）	肽聚糖、酵母多糖、脂多糖、凝聚的 IgA、IgG4	MBL 相关丝氨酸蛋白酶（MASP）
起始分子	C1（C1q）	C3	C4、C2
参与的补体成分	C1、C4、C2、C3、C5~C9	C3、C5~C9、B 因子、D 因子	C2~C9、MASP
所需离子	Ca^{2+}、Mg^{2+}	Mg^{2+}	Ca^{2+}
C3 转化酶	C4b2a	C3bBb	C4b2a
C5 转化酶	C4b2a3b	C3bBb3b	C4b2a3b
生物学作用	主要在感染后期发挥作用，参与特异性免疫的效应阶段	主要在感染早期发挥作用，参与非特异性免疫的效应阶段	主要在感染早期发挥作用，参与非特异性免疫的效应阶段

三、补体激活的调节

补体调节蛋白

调节蛋白有多种，有的促进有的抑。补体激活途径中，关键环节能调控。

表 5-7 补体调节蛋白及其功能

调节蛋白	功能
可溶性调节蛋白	
C1 抑制物（C1INH）	抑制 C1r、C1s、MASP 活性，阻断 C4b2a 形成
C4 结合蛋白（C4bp）	抑制 C4b2a、C4b2a3b 形成与活性
I 因子（If）	抑制 C4b2a、C4b2a3b、C3bBb、C3bBb3b 形成与活性
H 因子（Hf）	抑制 C4b2a、C3bBb3b 形成与活性
P 因子（Pf）	稳定 C3bBb
S 因子（SP）	抑制 MAC 形成
群集素	抑制 MAC 形成
膜型调节蛋白	
补体受体 1（CR1）	抑制 C4b2a、C3bBb、C4b2a3b、C3bBb3b 形成与活性
衰变加速因子（DFA、CD55）	抑制 C4b2a、C3bBb、C4b2a3b、C3bBb3b 形成与活性
膜辅蛋白（MCP、CD46）	抑制 C4b2a、C3bBb、C4b2a3b、C3bBb3b 形成与活性
MIRL/CD59	抑制 MAC 形成

表 5-8 补体活化的调控

调控方式			作用机制
调节因子调控	经典途径抑制C3转化酶形成	自身调控	①C3 转化酶易衰变，限制 C3 裂解及其后的反应 ②C4b、C3b 及 C5b 也易衰变，可阻断补体级联反应 ③只有结合于固相的补体成分才能触发经典途径
		C1 抑制分子	①可与活化 C1r 和 C1s 结合成稳定的复合物，使 C1r 和 C1s 失去酶解正常底物的能力 ②可有效地将与免疫复合物（IC）结合的 C1 大分子解聚，并缩短 C1 的半衰期
		C4 结合蛋白与补体受体 I	①两者可与 C4b 结合，并完全抑制 C4b 与 C2 结合 ②作为辅助因子，促进 I 因子对 C4b 的蛋白水解作用
		I 因子	①可将 C4b 裂解为 C4c 和 C4d ②可降解 C3b
		膜辅助蛋白	可促进 I 因子介导的 C4b 裂解，但不直接促进 C3 转化酶分解
		衰变加速因子	可同 C2 竞争与 C4c 结合，从而抑制 C3 转化酶形成并促进分解
	旁路途径MAC形成调节	抑制 C3 转化酶组装	①H 因子可与 B 因子或 Bb 竞争结合 C3b，促进 I 因子酶解 C3b ②CR1 和 DAF 可竞争性抑制 B 因子与 C3b 结合
		抑制 C3 转化酶形成	①I 因子可裂解 C3b，H 因子、CR1 起辅助作用 ②MCP 和 CR1 可增强膜结合 C3b 与 H 因子
		促进已形成的 C3 转化酶解离	CR1 和 DAF 可促进 Bb 从已形成的 C3 转化酶中解离
		正性调节作用 同源限制因子（C8结合蛋白）	备解素可稳定 C3 转化酶，加强 C3 转化酶裂解 C3 的作用
		膜反应溶解抑制物	干扰 C9 与 C8 结合
			可阻碍 C7、C8、与 C5b-6 复合物结合，从而抑制 MAC 形成

补体的生物学意义

补体作用范围广，生理病理有意义，调理作用促吞噬，溶解细胞和细菌，参与适应性免疫，清除免疫复合物，炎症介质促炎症，防御病菌抗感染，其他系统互作用，免疫调节亦参与。

表 5-9 补体的生物学意义

功能	说明
生理功能	
溶细胞、溶菌及溶解病毒作用	补体激活后形成的 MAC 插入靶细胞膜内,使细胞膜形成许多小孔,最终导致靶细胞溶解
调理作用	补体促进吞噬细胞的吞噬作用,是机体抵御全身性细菌和真菌感染的主要机制之一
清除免疫复合物	通过免疫黏附作用实现
炎症介质作用	补体是炎症反应的核心,补体活化产生的 C5a、C3a 具有炎症介质的作用,通过趋化作用和过敏毒素作用引起局部炎症反应
免疫调节作用	补体可调节细胞的增殖和分化
病理生理学意义	
机体抗感染防御的主要机制	在抗感染防御机制中,补体是固有免疫和适应性免疫间的桥梁
参与适应性免疫应答	补体活化产物、补体受体及补体调节蛋白可通过多种机制参与适应性免疫应答
补体系统与血液中其他酶联反应系统相互作用	补体系统与体内凝血系统、纤溶系统和激肽系统存在密切关系,四个系统的活化具有重要病理生理意义

表 5-10 补体成分及其裂解产物的生物活性

补体成分或裂解产物	生物活性	作用机制
C5~C9	溶菌、溶解病毒和细胞毒作用	补体激活产生 MAC,形成穿膜的亲水性通道,破坏局部磷脂双层,最终导致细胞裂解
C3b	调理作用	与细菌或细胞结合使之易被吞噬
C3b	免疫黏附作用	与抗原抗体复合物结合后,黏附于红细胞或血小板,使复合物易被吞噬
C1、C4	中和病毒作用	增强抗体的中和作用,或直接中和某些 RNA 肿瘤病毒
C3a、C5a	过敏毒素	与肥大细胞或嗜碱性粒细胞结合后释放出组胺等介质,使毛细血管扩张
C5a	趋化因子	借其浓度梯度吸引中性粒细胞及单核细胞

补体与疾病的关系

补体缺损因遗传,易患自身免疫病。补体参与抗感染,又能促进其扩散。

各种炎症之早期,补体加剧其反应。器官移植手术后,排斥反应也参与。

表 5-11 补体与疾病的关系

补体与疾病的关系	说明
遗传性补体缺损相关疾病	由于补体成分缺损,补体系统不能激活,患者对病原体易感,免疫复合物清除障碍,易患相关的自身免疫病
感染性疾病	补体参与机体抗感染。某些情况下,病原微生物可借助补体入侵细胞,促进感染的发生与扩散
炎症性疾病	补体激活是炎症反应中重要的早期事件,可扩大并加剧炎症反应。适时恰当抑制补体功能可有效治疗某些炎症
器官移植	人体内存在针对猪细胞表面的天然抗体,猪-人间异种移植术后,通过活化补体引起超急性免疫排斥反应。采取某些措施,则可阻断这种排斥反应

检测补体的临床意义

某些疾病测抗体,辅助诊断有意义。

表 5-12 临床常用的血清抗体检测

检测项目	参考值	临床意义	
		增高	降低
总补体 CH50	25~55U/ml	常见于急性炎症、感染、组织损伤、恶性肿瘤、风湿热、伤寒、结核病、麻疹等	常见于血清病、急性肾小球肾炎、慢性肾炎、系统性红斑狼疮活动期、恶性类风湿关节炎、肾病综合征、肝硬化、慢性活动性肝炎、急性重症肝炎等
补体 C3	60~150mg/dl	常见于急性炎症、传染病早期、肝癌、组织损伤	常见于肾小球肾炎、系统性红斑狼疮活动期、自身免疫性溶血、冷球蛋白血症、类风湿关节炎、菌血症、组织损伤和慢性肝炎等
补体 C4	12~36mg/dl	常见于风湿热急性期、结节性周围动脉炎、皮肌炎、心肌梗死、莱特尔(Reiter)综合征、多关节炎等	常见于遗传性血管性水肿、急性肾炎、慢性活动性肝炎、IgA 肾病、系统性红斑狼疮等。狼疮肾炎较非狼疮肾炎 C4 含量显著低下

第六章 细胞因子

一、概述

细胞因子的共同特点

理化性质有特点,来源分泌有多种,生物活性效率高,通过受体起作用。作用多效有重叠,拮抗协同网络性。

表 6-1 细胞因子的共同特点

细胞因子的共同特点	说明
基本特征	①多为小分子蛋白质(8~30kD) ②可溶性 ③高效性,在较低浓度下即有生物活性 ④通过结合靶细胞受体发挥作用 ⑤可诱导产生 ⑥半衰期短 ⑦效应范围小,多为近距离发挥作用
作用方式	有自分泌、旁分泌和内分泌等三种作用方式
功能特点	具有多效性、重叠性、协同性或拮抗性、网络性

细胞因子的作用方式

细胞分泌活性物,作用方式有三种:有的因子自分泌,自产自销管自己;有的扩散到邻近,人们称为旁分泌;有的释放入血液,随血运送远距离,到达靶器起作用,通常称为内分泌。

表 6-2 细胞因子的作用方式

作用方式	说明	举例
自分泌	细胞因子作用的靶细胞为其产生该细胞因子的细胞本身	如 T 细胞产生 IL-2 促进 T 细胞本身生长
旁分泌	细胞因子产生细胞和靶细胞不是同一细胞,且二者邻近	如 DC 产生的 IL-2 支持 T 淋巴细胞增殖分化
内分泌	细胞因子产生细胞和靶细胞相距较远	如 IL-1 在高浓度作用于远处的靶细胞

第六章　细胞因子　41

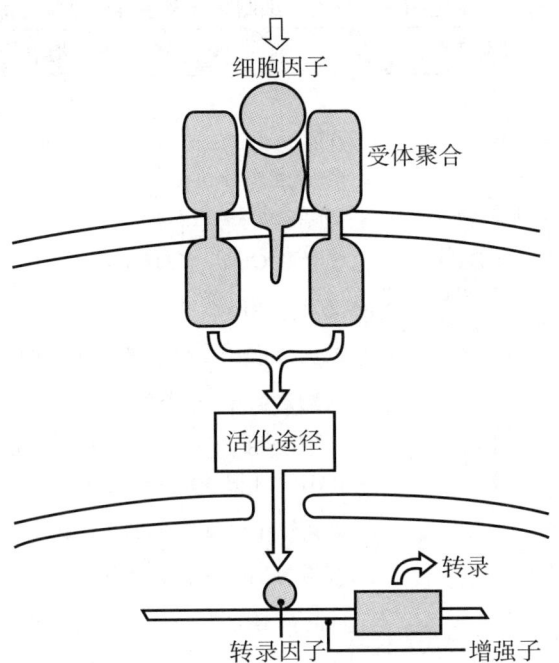

图 6-1　细胞因子作用的基本模式

细胞因子与靶细胞表面相应细胞因子受体结合→受体聚合→形成受体多聚体→启动胞内信号转导→转录因子活化→进入核内→与相关基因启动子或增强子区结合→基因表达

细胞因子作用的特点

多效性、重叠性、拮抗性、协同性，相互之间能调节，形成复杂网络性。

表 6-3　细胞因子的作用特点

作用特点	说明
多效性	一种细胞因子作用于多种靶细胞，产生多种生物学效应
重叠性	几种不同的细胞因子作用于同一靶细胞，产生相同或相似的生物学效应
拮抗性	一种细胞因子抑制其他细胞因子的功能，两者表现为拮抗性
协同性	一种细胞因子强化另一种细胞因子的功能，两者表现为协同性
网络性	细胞因子与细胞因子受体之间，细胞因子之间均存在着复杂的调节网络

二、细胞因子的分类及作用

细胞因子有多种，来源作用各不同。

表 6-4 细胞因子的分类、细胞来源及主要生物学功能

种类	细胞来源	主要生物学功能
白细胞介素		
IL-1（包括α和β）	主要为单核巨噬细胞，还有淋巴细胞、内皮细胞等	①低浓度时具有免疫调节作用 ②高浓度时诱发肝合成急性期蛋白，介导炎症反应；引起发热和恶病质状态
IL-2	主要为 $CD4^+T$ 细胞，$CD8^+T$ 细胞也可产生	①活化 $CD4^+$、$CD8^+T$ 细胞 ②刺激 NK 细胞增殖、活化 ③促活化 B 细胞增殖及产生抗体 ④激活单核/巨噬细胞
IL-4	主要由 Th2 细胞产生	①刺激 B 细胞活化、增殖，诱导 Ig 类别转化产生 IgG1 和 IgE，并促进其抗原提呈 ②促进 Th0 细胞向 Th2 细胞分化 ③抑制 Th1 细胞活化增殖 ④协同 IL-3 刺激肥大细胞增殖
IL-6	主要由 Th2 细胞产生	①刺激肝合成急性期蛋白，参与炎症反应 ②刺激活化 B 细胞的增殖，分泌抗体 ③协同刺激 T 细胞、胸腺细胞和骨髓造血干细胞增殖 ④促骨髓瘤细胞增殖
IL-8	主要由单核/巨噬细胞产生	①对中性粒细胞、嗜酸性粒细胞、嗜碱性粒细胞和淋巴细胞有趋化作用 ②活化中性粒细胞，参与炎症反应
IL-10	主要由 Th2 细胞和单核/巨噬细胞产生	①抑制巨噬细胞的抗原提呈和辅助 T 细胞应答功能 ②抑制 Th0 细胞向 Th1 细胞分化及细胞因子产生 ③可促进 B 细胞分化增殖
IL-12	主要由 B 细胞和单核/巨噬细胞产生	①激活 NK 细胞 ②促进 Th0 细胞向 Th1 细胞分化、增殖 ③ $CD8^+T$ 细胞活化 ④协同 IL-2 诱生 LAK 细胞
IL-18	单核/巨噬细胞和上皮细胞	①刺激活化 T 细胞产生细胞因子 ②诱导 NK 细胞的细胞毒作用

干扰素

续表

种类	细胞来源	主要生物学功能
Ⅰ型 （包括 IFN-α 和 IFN-β）	IFN-α 由白细胞产生，IFN-β 由纤维细胞产生	①抗病毒、抗肿瘤作用：诱导宿主细胞产生抗病毒蛋白，干扰病毒复制，抑制病毒感染扩散，增强 NK 细胞和 CTL 细胞对病毒感染细胞和肿瘤细胞的杀伤破坏作用 ②免疫调节作用：弱于Ⅱ型干扰素，促进 MHC Ⅰ类分子表达，增强内源性抗原提呈 ③抑制 MHC Ⅱ类分子表达，增强 Th 细胞激活
Ⅱ型 （IFN-γ）	主要由活化的 T 细胞和 NK 细胞产生	①抗病毒、抗肿瘤作用：弱于Ⅰ型干扰素 ②免疫调节作用：激活单核/巨噬细胞，促进 MHC Ⅰ类和Ⅱ类分子表达，抑制 Th0 细胞向 Th2 细胞分化，促进 T 细胞和 B 细胞分化、增殖
肿瘤坏死因子		
TNF-α	主要由活化的单核/巨噬细胞产生	低浓度：①促进血管内皮细胞 ICAM-1 等黏附分子表达 ②促进 MHC Ⅰ类分子表达 ③直接杀伤肿瘤细胞
TNF-β	主要由活化的 T 细胞产生	高浓度：①直接作用于下丘脑体温调节中枢，引起发热 ②诱导肝合成急性期蛋白 ③抑制骨髓造血干细胞的分裂 ④引起恶病质 ⑤介导内毒素所致的休克
集落刺激因子		
GM-CSF、G-CSF、M-CSF、SCF、EPO、TPO	依具体 CSF 种类而异	刺激多种造血干细胞和不同发育分化阶段的造血干细胞进行增殖分化，并在半固体培养基中选出相应的细胞集落刺激细胞因子
生长因子		
TGF-β、EGF、VEGF、FGF、NGF、PDGF	主要由 T 细胞、B 细胞和巨噬细胞产生，某些肿瘤细胞也可以产生	①抑制 T 细胞的增殖和细胞因子的产生 ②抑制 B 细胞增殖和 T 细胞依赖性多克隆抗体产生 ③抑制 NK 细胞活化和 IL-2 对淋巴因子激活的杀伤细胞（LAK）的诱导作用 ④抑制巨噬细胞活化 ⑤抑制多种细胞增殖，但促进纤维细胞增殖
趋化因子		
可分为 C、CXC、CC、CX3C 亚家族	主要由白细胞和造血微环境基质细胞产生	具有对中性粒细胞、单核细胞、淋巴细胞、嗜酸性粒细胞和嗜碱性粒细胞的趋化和激活作用

三、细胞因子受体的类型

细胞因子受体多,按照家族分五个。

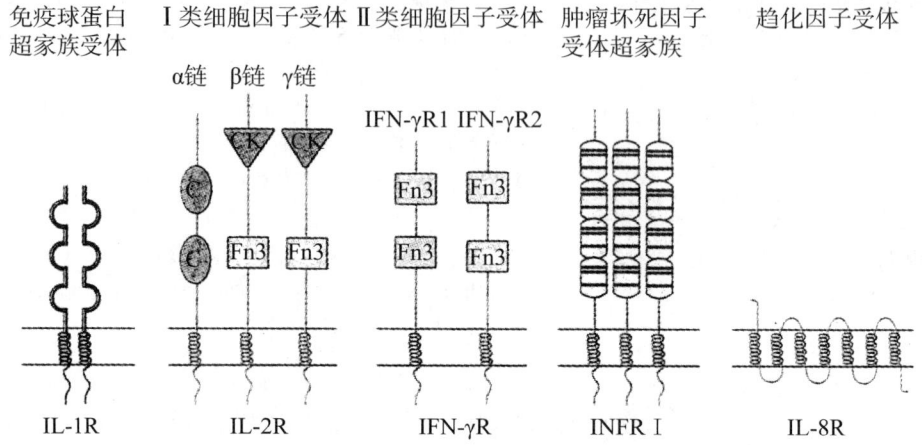

图6-2 细胞因子受体的种类(举例)及其结构示意图

IL-1R由2个亚单位组成,胞膜外区为IgSF;IL-2R属Ⅰ类细胞因子受体,由α链、β链和γ链组成,C、CK、Fn3分别表示补体调节蛋白家族、细胞因子受体结构域和Ⅲ型纤连蛋白(Fn3)结构域;IFN-γR由2个亚单位组成,胞膜外区均为Fn3结构域;TNFR Ⅰ型为同源三聚体,胞膜外区有4个富含半胱氨基酸结构域;IL-8R属7次跨膜G蛋白偶联受体,胞膜外区和胞浆区各形成3个环

表6-5 细胞因子受体的类型

受体名称	结构特点	主要成员
免疫球蛋白超家族(IgSF)	胞外区有一个或数个Ig样结构域	IL-1R、IL-8R、M-CSFR、SC-FR、PDGFR、FGFR
Ⅰ类细胞因子受体家族	胞外区N端有数个高度保守的半胱氨酸和1个保守的色氨酸-丝氨酸-X-色氨酸-丝氨酸基序(Trp-Ser-X-Trp-Ser, WSXWS)	IL-2R、IL-3R、IL-4R、IL-5R、IL-6R、IL-7R、IL-9R、IL-13R、IL-15R、GM-CSR和EPOR
Ⅱ类细胞因子受体家族	胞外区由纤连蛋白(Fn3)结构域组成,为WSXWS基序	IFN-αR、IFN-βR、IFN-γR、IL-10R
肿瘤坏死因子受体超家族	胞外区富含半胱氨酸(Cys)基序	TNFR、NGFR、CD40、CD95
趋化性细胞因子受体家族	为7次跨膜的G-蛋白偶联受体	IL-8R、MCP-1R、CXCR1~4、CCR1~8

四、细胞因子的生物学活性

细胞因子的生物学活性

固有免疫能调节,适应免疫也可调,刺激机体多造血,促进凋亡杀细胞,促进血管新生成,创伤早日修复好。

表 6-6 细胞因子的免疫学功能

细胞因子免疫学功能	说明
调控免疫细胞的发育、分化和功能	
调控免疫细胞在中枢免疫器官的发育和分化	骨髓多能造血干细胞的分化、发育受骨髓基质细胞分泌的多种细胞因子调控,如 EPO 促进红细胞生成等
调控免疫细胞在外周免疫器官的发育、分压活化和功能	例如 IL-4 等可促进 B 细胞活化、增殖和分化为抗体产生细胞,IL-2 等能诱导 T 细胞向 Th1 亚群分化等
调控机体的免疫应答	多种细胞因子通过激活相应的免疫细胞直接或间接调控固有免疫应答和适应性免疫应答,发挥抗感染、抗肿瘤、诱导细胞凋亡等功能
促进创伤修复	促进创伤组织、血管、细胞增殖,伤口愈合

五、细胞因子与临床

细胞因子与疾病的发生

多种疾病之发生,细胞因子是帮凶。

表 6-7 细胞因子与疾病的发生

细胞因子与疾病的发生	说明
细胞因子风暴（高细胞因子血症）	在免疫应答时,免疫细胞分泌过量的细胞因子可导致异常的免疫应答,引发全身炎症反应综合征,严重者可导致多器官功能障碍综合征
致热与炎症病理损伤	IL-2、IL-6 和 TNF-α 是内源性致热源；TNF-α 刺激内皮细胞和白细胞释放炎症介质引起炎症病理损伤
肿瘤的发生与逃逸	例如 IL-2 可刺激急性、慢性髓样白血病细胞、浆细胞和卵巢癌细胞生长；肿瘤细胞分泌 TGF-β、IL-10 可抑制机体免疫功能,有助于肿瘤逃逸免疫系统的监控
免疫系统相关疾病	一些细胞因子参与超敏反应、自身免疫病和免疫缺陷病的发生

细胞因子与疾病治疗

细胞因子作用广,某些疾病有疗效。有的直接能治疗,拮抗治疗也有效。

表6-8 已批准上市的重组细胞因子药物

细胞因子	适应证
IL-2	癌症、免疫缺陷、疫苗佐剂
IL-1	放、化疗所致血小板减少症
IFN-α	白血病、卡波西肉瘤、乙型病毒性肝炎、恶性肿瘤、艾滋病
IFN-β	多发性硬化症
IFN-γ	慢性肉芽肿、生殖器疣、过敏性皮炎、类风湿关节炎
G-CSF	自体骨髓移植、化疗导致的粒细胞减少症、再生障碍性贫血
GM-CSF	自体骨髓移植、化疗导致的血细胞减少症、再生障碍性贫血
EPO	慢性肾衰竭导致的贫血、癌症或癌症化疗导致的贫血、失血后贫血
SCF	与G-CSF联合应用于外周血干细胞移植
EGF	外用药治疗烧伤、口腔溃疡
bFGF	外用药治疗烧伤、外周神经炎

表6-9 细胞因子R/R拮抗剂、单克隆抗体及其应用

名称	适应证
可溶型IL-1R(干粉吸入剂)	哮喘
可溶型IL-1R(注射剂)	急性髓样白血病
可溶型IL-4R	哮喘
IL-1R拮抗剂	类风湿关节炎
TNFR Ⅱ-Fc融合蛋白	类风湿关节炎、慢性心力衰竭
TNFR Ⅰ-Fc融合蛋白	休克、类风湿关节炎、多发性硬化症
抗IL-1β单抗	Muckle-Wells综合征
抗IL-2R单抗	肾移植、移植排斥反应
抗IL-4单抗	哮喘
抗IL-5单抗	哮喘
抗IL-6R单抗	类风湿关节炎
抗IL-8单抗(ABX-IL8)	严重银屑病
抗IL-15单抗	类风湿关节炎
抗IL-12/23单抗	银屑病

续表

名称	适应证
抗 TNF-α 单抗	克罗恩病（Crohn disease）、类风湿关节炎
DAB389-IL-2（IL-2 免疫毒素）	T 细胞淋巴瘤、1 型糖尿病、严重类风湿关节炎、银屑病、HIV 感染
IL13-PE38QQR（IL-11 免疫毒素）	胃癌

第七章 白细胞分化抗原和黏附分子

一、白细胞分化抗原

人CD分组

白细胞分化抗原，多为跨膜糖蛋白，细胞分化成熟时，细胞表面膜分子，克隆抗体来识别，英文简称为CD，分化抗原三百六，大致可分十四组。

表7-1 人CD分组

分组	CD分子（举例）
T细胞	CD2、CD3、CD4、CD5、CD8、CD28、CD152（CTLA-4）、CD154（CD40L）、CD278（ICOS）
B细胞	CD19、CD20、CD21、CD40、CD79a（Igα）、CD79b（Igβ）、CD80（B7-1）、CD86（B7-2）
髓样细胞	CD14、CD35（CR1）、CD64（FcγRⅠ）、CD284（TLR4）
血小板	CD36、CD41（整合素αⅡb）、CD51（整合素αv）、CD61（整合素β3）、CD62P（P选择素）
NK细胞	CD16（FcγRⅢ）、CD56（NCAM-1）、CD94、CD158（KIR）、CD161（NKR-P1A）、CD314（NKG2D）、CD335（NKp46）、CD336（NKp44）、CD337（NKp30）
非谱系	CD30、CD32（FcγRⅡ）、CD45RA、CD45RO、CD46（MCP）、CD55（DAF）、CD59、CD279（PD-1）
黏附分子	CD11a～CD11c、CD15s（sLex）、CD18（整合素β2）、CD29（整合素β1）、CD49a～CD49f、CD54（ICAM-1）、CD62E（E整合素）、CD62L（L选择素）
细胞因子/趋化因子受体	CD25（IL-2Rα）、CD95（Fas）、CD178（FasL）、CD183（CXCR3）、CD184（CX-CR4）、CD195（CCR5）
内皮细胞	CD106（VCAM-1）、CD140（PDGFR）、CD144（VE钙黏着蛋白）
碳水化合物结构	CD15u、CD60a～CD60c、CD75
树突状细胞	CD83、CD85（ILT/LIR）、CD206（甘露糖受体）
干细胞/祖细胞	CD34、CD117（SCF受体）、CD133、CD243
基质细胞	CD331～CD334（FGFR1～FGFR4）
红细胞	CD233～CD242（多种血型抗原和血型糖蛋白）

注释：[1] CD分子14个组划分的特异性是相对的，实际上，许多CD抗原组织细胞分布较为广泛。此外，有的CD抗原可从不同分类角度归入不同组，如某些属于T细胞、B细胞、髓样细胞或NK细胞组的CD抗原实际上也是黏附分子。

[2] 表中某些CD分子后加了括号，列出其相应的分子名称，以便联系本书中相应章节的内容。

与免疫功能相关的 CD 分子

CD 分子功能多,免疫功能是其一,相关 CD 分两类,黏附分子和受体。

表 7-2 与免疫功能相关的 CD 分子(举例)

表面分子的种类	主要分布细胞	CD 分子及其参与的功能
细胞受体		
T 细胞受体(TCR)复合物及其辅助受体	T 细胞	CD3 参与 TCR 信号转导,CD4 和 CD8 辅助 TCR 识别抗原,参与信号转导
B 细胞受体(BCR)复合物及其辅助受体	B 细胞	CD79a 和 CD79b 参与 BCR 信号转导,CD19/CD21/CD81 复合物辅助 BCR 识别抗原,参与信号转导
NK 细胞受体	NK 细胞	CD94、CD158~CD161、CD226、CD314(NKG2D)和 CD335-CD337(NCR1-NCR3)等,调节 NK 细胞杀伤活性,参与信号转导
补体受体(CR)	吞噬细胞	CR1~CR4(分别为 CD35、CD21、CD11b/CD18 和 CD11c/CD18),参与调理吞噬、活化免疫细胞
IgFc 受体(FcR)	吞噬细胞,DC,NK 细胞,B 细胞,肥大细胞	IgFc 受体(CD64、CD32、CD16)、IgFc 受体(CD89)、IgEFc 受体(FcεRI CD23),参与调理吞噬、ADCC 和超敏反应
细胞因子受体	广泛	包括多种白细胞介素受体、集落刺激因子受体、肿瘤坏死因子超家族受体、趋化因子受体等,介导细胞因子刺激后的信号转导,参与造血以及细胞活化、生长、分化和趋化等
模式识别受体(PRR)	吞噬细胞,DC	TLR-1~TLR11(CD281~CD291),参与固有免疫,感应危险信号
死亡受体	广泛	TNFR I(CD121a)、Fas(CD95)等,分别结合 TNF 和 FasL,诱导细胞凋亡
黏附分子		
共刺激分子	T 细胞,B 细胞 APC	T 细胞(CD40L)-B 细胞(CD40),T 细胞(CD28,CTL-4)-APC(CD80,CD86),参与 T 细胞活化和 T-B 细胞间协作
归巢受体和递质素	白细胞,内皮细胞	白细胞(LFA-1 即 CD11a/CD18)-内皮细胞(ICAM-1/CD54),初始 T 细胞(L-选择素)-高内皮微静脉(CD34 等),参与淋巴细胞在循环和炎症

与 T 细胞识别、黏附、活化有关的 CD 分子

CD 分子有数种,T 细活化能促进。

表 7-3 与 T 细胞识别、黏附、活化有关的 CD 分子

CD 名称	结构特点	分布	功能
CD3	γ、δ、ε、ζ、η 五条链	T 细胞、部分胸腺细胞	与 TCR 形成复合体，转导 TCR 的信号
CD4	单链含有四个 IgSF 结构域	辅助性 T 细胞	与 MHC II 类分子结合实现 MHC 的限制性
CD8	α、β 二聚体	部分 T 细胞和胸腺细胞	与 MHC I 类分子结合，参与 T 细胞活化增殖
CD2	单链含有四个 IgSF 结构域	T、NK 细胞和胸腺细胞	与 APC 的 CD58 结合，增强黏附因子传导信号
CD58	同 CD2	分布广泛	促进 T 细胞识别抗原
CD28	同源二聚体	$CD4^+$、$CD8^+$、B 细胞	与 B7 结合提供 T 细胞活化的第二信号
CTLA4	同源二聚体	活化的 T 细胞	与 CD28 竞争性结合 B7，负性调节 T 细胞
CD40L	三聚体、TNF 家族	活化 $CD4^+$、部分 $CD8^+$ 及 γδT 细胞	与 B 细胞的 CD40 结合，是 B 细胞免疫应答和淋巴细胞生发中心形成的重要条件

与 B 细胞识别、黏附、活化有关的 CD 分子

CD 分子有数种，B 细活化能促进。

表 7-4 与 B 细胞识别、黏附、活化有关的 CD 分子

CD 名称	结构特点	分布	功能
CD79α/CD79β	异源二聚体	除浆细胞外的 B 细胞	与 BCR 形成复合体，介导 BCR 的信号
CD19	单链、含有两个 IgSF 结构域	除浆细胞外的 B 细胞、树突状细胞（DC）	形成 CD19/CD21/CD818 复合体，促进 B 细胞激活
CD21	含有补体调控区	B 细胞、DC 细胞、部分上皮细胞	是补体受体、EB 病毒受体，可介导免疫记忆
CD80/CD86	单链、含有两个 IgSF 结构域	T 细胞、B 细胞、DC 细胞、单核细胞	结合 CD28，提供 T 细胞活化协同刺激信号；结合 CTLA4 提供 T 细胞抑制信号
CD40	TNF 家族	成熟 B 细胞、DC 细胞、活化单核细胞	与 T 细胞的 CD40L 结合，是诱导 B 细胞再次免疫应答和生发中心形成的必要条件

IgGFc 受体

IgGFc 受体,可以分为三类型。

表 7-5　IgGFc 受体的分类、表达和主要功能

CD 名称	IgGFc 受体	分布	功能
CD64	FcγR-Ⅰ	主要分布于单核/巨噬细胞和树突状细胞表面	为高亲和力 IgGFc 受体,可介导 ADCC 作用,清除免疫复合物,促进吞噬(调理作用)和促进吞噬细胞释放 IL-1、IL-6、TNF-α 等炎症介质
CD32	FcγR-Ⅱ	主要分布于单核/巨噬细胞和朗汉斯巨细胞、粒细胞、B 细胞、血小板和胎盘内皮细胞等表面	为低亲和力 IgGFc 受体,可分为 FcγR-ⅡA 和 FcγR-ⅡB。主要介导吞噬细胞的吞噬作用和氧化性爆发;FcγR-ⅡB 可介导免疫抑制作用,下调特异性体液免疫应答;还有利于母体 IgG 通过胎盘
CD16	FcγR-Ⅲ	主要分布于 NK 细胞、巨噬细胞、肥大细胞、中性粒细胞表面	为低亲和力 IgGFc 受体,具有传递活化信号,促进吞噬和介导 ADCC 作用

二、黏附分子

免疫球蛋白超家族

免球蛋白超家族,种类繁多广分布,属于细胞膜蛋白,基因同源构相似。

表 7-6　免疫球蛋白超家族成员与功能特征

免疫球蛋白超家族成员	功能特性
免疫球蛋白	特异性与抗原结合,并通过其特定结构域产生各种生物学效应
抗原识别受体	
TCR-CD3 复合体	TCR 特异性识别抗原肽-MHC 分子复合物,受 MHC 限制;经 CD3 转导抗原识别信号
BCR-Igα/Igβ 复合体	BCR 特异性识别抗原的 B 细胞表位,不受 MHC 限制;经 Igα/Igβ 转导抗原识别信号
提呈抗原分子	
MHC-Ⅰ类分子、MHC-Ⅱ类分子	与抗原肽结合成抗原肽-MHC 分子复合物,将抗原提呈给 T 细胞。受 MHC 限制
CD1 分子	与脂类抗原结合成脂类抗原-CD1 复合物,将抗原提呈给 T 细胞。不受 MHC 限制

免疫球蛋白超家族成员	功能特性
属于 IgSF 的黏附分子	
CD4、CD8	识别 APC 表面的抗原肽-MHC 分子复合物中的 MHC-Ⅱ类分子或 MHC-Ⅰ类分子
CD2、CD7、CD19、CD22、CD28、CD33、CD44、CD48、CD80、CD86、CD96 等	介导细胞间的相互黏附，不依赖 MHC 分子
CTLA-4、LFA-3、ICAM、VCAM-1、PECAM（CD31）、NCAM（CD56）、MAG、PO 髓磷脂糖蛋白等	介导细胞间的相互黏附，不依赖 MHC 分子
属于 IgSF 的免疫球蛋白受体	
FcγR、多聚 Ig 受体（polyIg-R）	与 Ig 或多聚 Ig 结合，产生各种效应

整合素家族

整合素是大家族，黏附分子中一类，均由两条链组成，阿尔法（α）链贝塔（β）链，β链分 8 个组，各组结构有特点。

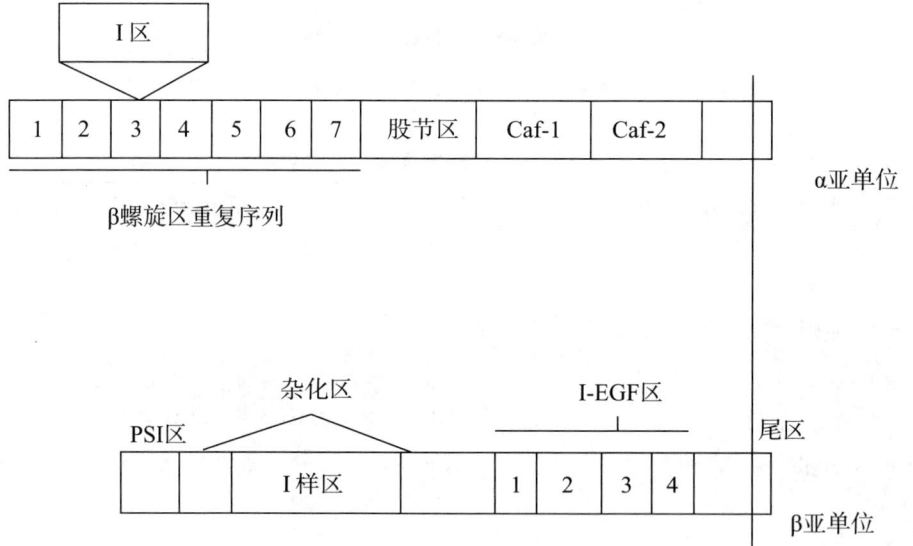

图 7-1　整合素的基本结构

整合素家族是由 α、β 两条肽链（或称亚单位）通过非共价键连接而成的异源二聚体，α 链分子质量约 180kD，β 链分子质量约 95kD。有的 α 亚单位胞外含有一插入区（inserted domain，Ⅰ区），是整合素分子结合配体的主要部位。β 亚单位胞外均有一个Ⅰ样区（Ⅰ-like domain）与Ⅰ区结构类似，在无Ⅰ区的整合素成员中Ⅰ样区是结合配体的部位

第七章 白细胞分化抗原和黏附分子

表 7-7 整合素家族 β1、β2、β3 组中某些成员的主要特征（举例）

分组	成员举例	α/β 亚单位分子量（kD）	亚单位结构	分布	配体	主要功能
VLA 组（β1 组）（有 12 个成员）	VLA-4	150/130 (CD49d/CD29)	α4β1	淋巴细胞、胸腺细胞、单核细胞、嗜酸性粒细胞	FN、VCAM-1、MAdCAM-1	参与免疫细胞黏附，为 T 细胞活化提供协同刺激信号
白细胞黏附受体组（β2 组）（有 4 个成员）	LFA-1	180/95 (CD11a/CD18)	αLβ2	淋巴细胞、髓样细胞	ICAM-1、2、3	为 T 细胞活化提供协同刺激信号，参与淋巴细胞再循环和炎症
	Mac-1 (CR3)	170/95 (CD11b/CD18)	αMβ2	髓样细胞、淋巴细胞	iC3b、Fg、CAM-1	参与免疫细胞黏附、炎症和调理吞噬
血小板糖蛋白（β3 组）（有 2 个成员）	gpⅡb Ⅲa	125+22/105 (CD41/CD61)	αⅡbβ3	血小板、内皮细胞、巨核细胞	Fg、FN、vWF、TSP	血小板活化和凝集

注释：Fg，血纤蛋白原；FN，纤连蛋白；Ic3b：灭活 C3b 片段；ICAM-1（2，3），细胞间黏附分子 1（2，3）；LFA-1，淋巴细胞功能相关抗原 1；MAdCAM-1，黏膜地址素细胞黏附分子 1；TSP，血小板反应蛋白；VCAM-1，血管细胞黏附分子 -1；VLA，迟现抗原；vWF，冯·维勒布兰德因子。

选择素家族

跨膜分子选择素，家庭成员分 3 类。膜外区分 3 部分，含有配体结合位。

表 7-8 选择素的分布、配体和功能

选择素	分布	配体	功能
L-选择素（CD62L）	白细胞，活化后下调	CD15s (sLe^x)、HEV 上 CD34、GlyCAM-1	白细胞与内皮细胞黏附，参与炎症、淋巴细胞归巢到外周淋巴结和派尔集合淋巴小结
P-选择素（CD62P）	血小板、巨核细胞、活化内皮细胞	CD15s (sLe^x)、CD15、PSGL-1	白细胞与内皮细胞黏附，参与炎症
E-选择素（CD62E）	活化内皮细胞	CD15s (sLe^x)、CLA、PSGL-1、ESL-1	白细胞与内皮细胞黏附，参与炎症

注释：CAL：皮肤淋巴细胞相关抗原；ESL-1：E-选择素配体 -1 蛋白；GlyCAM-1：糖基化依赖的细胞黏附分子 1；HEV：高内支微静脉；PSGL-1：P-选择素配体 -1 蛋白；sLe^x：唾液酸化的路易斯寡糖^x。

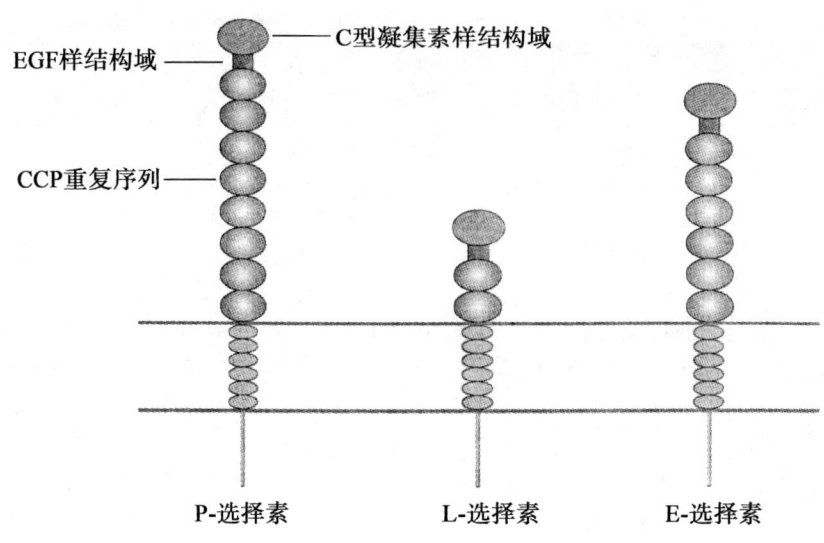

图 7-2 选择素分子的结构
选择素为跨膜分子，胞膜外区由 C 型凝集素样结构域、EGF 样结构域和数目不等的 CCP 重复序列组成

黏附分子的功能

细胞识别与激活，炎症细胞附内皮，淋巴细胞要归巢，黏附分子均参与。

表 7-9 黏附分子的功能

黏附分子的功能	说明
作为辅助受体和协同刺激分子，参与免疫细胞识别与激活	T 细胞-APC 识别时最常见的提供协同刺激信号的黏附分子有 CD4-MHC Ⅱ 类分子、CD4-MHC Ⅰ 类分子、CD28-CD80 或 CD86 等
参与炎症过程中白细胞与血管内皮细胞黏附	例如中性粒细胞沿血管壁滚动，并穿出血管内皮细胞到达炎症部位均需要多种黏附分子参与才能完成
参与淋巴细胞的归巢	分子基础是表达在淋巴细胞上淋巴细胞归巢受体的黏附分子，与表达在内皮细胞上的血管地址素的相应配体相互作用

三、CD 和黏附分子及其单克隆抗体的临床应用

黏附分子和 CD，及其单克隆抗体，临床应用有价值，发病机制可阐明。
能够诊断某些病，移植排斥能预防，治疗非霍奇金瘤，临床报道也有效。

表 7-10　CD 和黏附分子及其单克隆抗体的临床应用

临床应用范畴	应用举例
阐明发病机制	①人类 CD4 分子是 HIV 的主要受体，HIV 感染 CD4$^+$ T 细胞，使之数量锐减和功能降低→获得性免疫缺陷综合征（AIDS） ② β2 整合素（CD18）基因缺陷→某些整合素分子功能不全→白细胞黏附缺陷病
用于诊断疾病	① HIV 患者外周血 CD4$^+$ T 细胞降至 200/μl 以下（正常值为 500/μl 以上），则为疾病恶化的先兆 ② CD 单克隆抗体检测可分为白血病和淋巴瘤进行精确的免疫学分型
用于预防疾病	①抗 CD3、CD25 等单克隆抗体作为免疫抑制剂可用于预防移植排斥反应 ②抗 B 细胞表面标记 CD20 的单克隆抗体靶向治疗对来源于 B 细胞的非霍奇金淋巴瘤有效

第八章 主要组织相容性复合物

一、人类 MHC 结构及其遗传特性

🕊 MHC 定义、种类与功能

抗原结构基因定,Ⅰ、Ⅱ、Ⅲ来三类分。Ⅰ类广布有核 C,组织移植诱排斥。
Ⅱ类抗原细胞少,巨噬、B 及活化 T。调节免疫有限制,Ⅲ类成分为补体。

```
            ┌ MHC-Ⅰ类基因 — MHC-Ⅰ类分子表达于所有有核细胞表面 ┬ 经典MHC-Ⅰ类基因
            │                                               └ 非经典MHC-Ⅰ类基因
MHC类型 ────┤ MHC-Ⅱ类基因 — MHC-Ⅱ类分子表达于抗原提呈细胞表面等 ┬ 经典MHC-Ⅱ类基因
            │                                                 └ 非经典MHC-Ⅱ类基因
            └ MHC-Ⅲ类基因 — MHC-Ⅲ类分子主要为液相分子 ┬ 经典MHC-Ⅲ类基因
                                                     └ 非经典MHC-Ⅲ类基因
```

图 8-1 MHC 按结构分类

表 8-1 HLA 所包括的基因

	基因	基因位置	基因座位	基因功能
抗原加工提呈相关基因	Ⅰ类基因	远离着丝点的一端	B、C、A	编码 HLA Ⅰ类分子
	Ⅱ类基因	近着丝点一端	DP、DQ、DR	编码 HLA Ⅱ类分子
	血清补体成分编码基因	中部的 S 区		表达产物 C4B、C4A、Bf 和 C2
免疫功能相关基因	蛋白酶体 β 亚单位	Ⅱ类基因区	PSMB8 和 PSMB9	编码蛋白酶体（参与对内源性抗原的酶解）
	抗原加工相关转运体	Ⅱ类基因区	TAP1 和 TAP2	产物 TAP 参与对内源性抗原肽的转运,从细胞质进入内质网
	HLA-DM	Ⅱ类基因区	DMA 和 DMB	产物参与 APC 对外源性抗原提呈,帮助溶酶体中的抗原片段进入 MHC Ⅱ类分子的抗原结合槽

续表

	基因	基因位置	基因座位	基因功能
	HLA-DO	Ⅱ类基因区	DOA 和 DOB	编码 DO 分子的 α 链和 β 链，分子负向调节 DM 分子
	TAP 相关蛋白基因	Ⅱ类基因区		产物 TAP 相关蛋白对 Ⅰ 类分子在内质网中装配起作用。参与内源性抗原提呈
非经典Ⅰ类基因	HLA-E	Ⅰ类基因区	E	HLA-E 分子是表达于 NK 细胞和部分 CTL 表面的 C 型凝集素受体超家族中 CD94/NKG2 家族的专一性配体
	HLA-G	Ⅰ类基因区	G	在母胎耐受中起作用
炎症相关基因	肿瘤坏死因子基因家族	Ⅲ类基因区	TNF、LTA、LTB	产物参与炎症抗病毒和抗肿瘤免疫应答
	转录调节基因或类转录因子基因家族	Ⅲ类基因区	IκBL	可参与 DNA 结合蛋白 NFκB 的活性
	MHC-Ⅰ类链相关分子基因家族	Ⅲ类基因区	MICA 和 MICB	是 NK 细胞激活性受体的配体
	热休克蛋白基因家族	Ⅲ类基因区	HSP70 基因	参与炎症和应激反应，并作为分子伴侣在内源性抗原的加工提呈中发挥作用

人类 MHC 的遗传学特点

MHC 的遗传学，具有高度变态性。群体连锁不平衡，遗传单位单体型。

表 8-2 人类 MHC 的遗传学特点

MHC 遗传学特点	说明
高度多态性	指群体中不同个体的同一基因座位上的基因存在差别。复合体的多数基因座均有复等位基因，可编码两种以上产物
单体型遗传	亲代遗传信息传给子代时，以单体型作为基本单位进行遗传，而很少发生同源染色体互换
连锁不平衡	群体中各复合体是一组紧密连锁的基因群，等位基因非随机地组成单元型

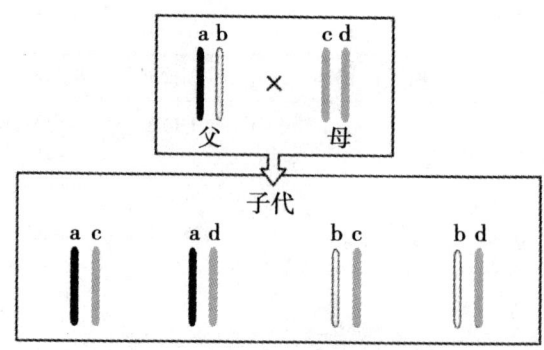

图 8-2　HLA 单元型遗传示意图

子代细胞所含两个同源单元型分别来自父母，故比较两个同胞的 HLA 单元型，存在如下可能性：两个单元型均相同（如 ac 与 ac）的概率为 25%；两个单元型均不相同（如 ac 与 bd）的概率亦为 25%；一个单元型相同（如 ac 与 ad 或 bc）的概率为 50%。

二、人类 MHC 产物——HLA 分子

HLA 分子的分布与结构

两类 HLA 分子，分布结构略有异。

表 8-3　HLA-Ⅰ类和 HLA-Ⅱ类分子的比较

项目	HLA-Ⅰ类分子	HLA-Ⅱ类分子
组织分布	表达于所有有核细胞表面，以有膜结合和可溶性两种存在形式	表达于抗原提呈细胞，活化 T 细胞
分子结构	异二聚体：α 链（重链）和 β 链 $β_2M$	异二聚体：α 链 + β 链
肽结合结构域	$α_1 + α_2$	$α_1 + β_1$
表达特点	共显性	共显性
生物学功能	①诱导同种移植排斥反应 ②参与内源性抗原的提呈，供 $CD8^+$ 细胞识别，对 CTL 的识别起限制作用 ③参与胸腺内细胞的发育	①诱导同种移植排斥反应 ②参与外源性抗原的提呈，供 $CD4^+$ 细胞识别，对 Th 的识别起限制作用 ③参与胸腺内细胞的发育

HLA 分子的功能

固有适应两免疫，HLA 均参与。

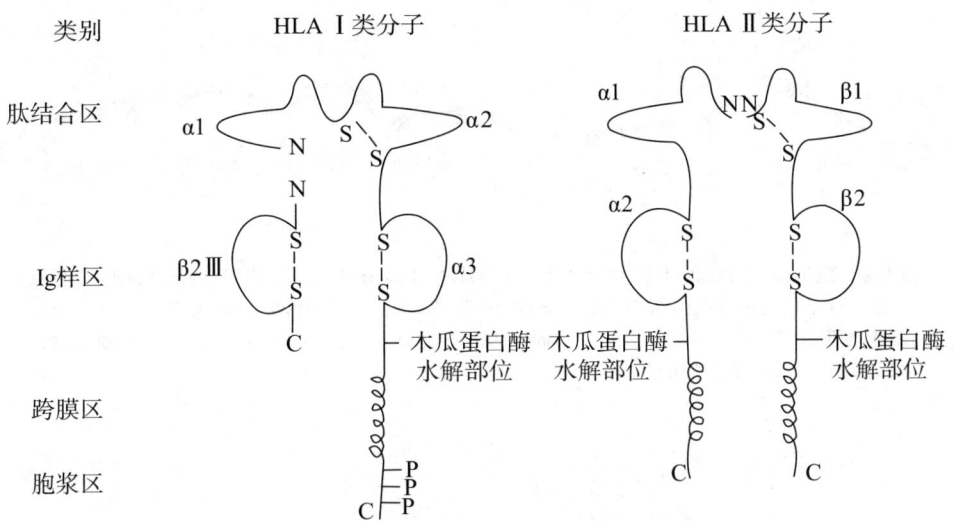

图 8-3　HLA Ⅰ类（左）、HLA Ⅱ类（右）分子结构示意图

表 8-4　HLA 分子的生物学功能

HLA 的功能	说明
作为抗原提呈分子参与适应性免疫应答	① T 细胞以其 TCR 对抗原肽和自身 MHC 分子的双重识别；自身抗原或 MHC 本身可被 MHC 结合并提呈 ② 参与 T 细胞在胸腺中的选择和分化 ③ MHC 是疾病易感性个体差异的主要决定者 ④ MHC 参与构成种群基因结构的异质性
作为调节分子参与固有免疫应答	① 经典的 Ⅲ 类基因编码补体成分，参与补体反应的免疫性疾病的发生 ② 非经典 Ⅰ 类基因和 MICA 基因产物能调节 NK 和部分杀伤细胞的活性 ③ 炎症相关基因参与启动和调控炎症反应，并在应激反应中发挥作用

三、HLA 与临床医学

器官移植它有关，异常表达生疾病，一些疾病相关联，亲子鉴定验正身。

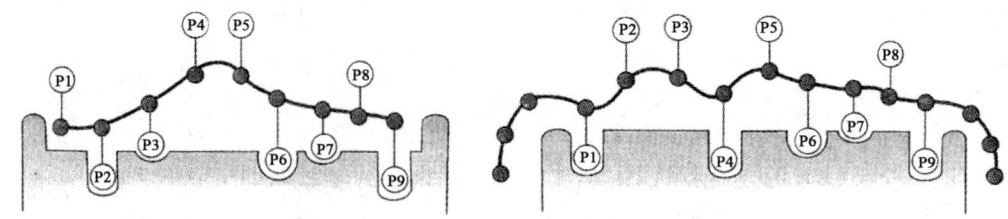

图 8-4 抗原肽与 HLA-Ⅰ类分子（A）和 HLA-Ⅱ类分子（B）的结合及相应的锚定点

MHC Ⅰ、Ⅱ类分子接纳抗原肽的结构，是位于该分子远膜端的抗原结合槽。不同点是Ⅰ类分子凹槽两端封闭，接纳的抗原肽长度有限，为 8～10 个氨基酸残基；Ⅱ类分子凹槽两端开放，进入槽内的抗原肽长度变化较大，为 13～17 个氨基酸残基甚至更多

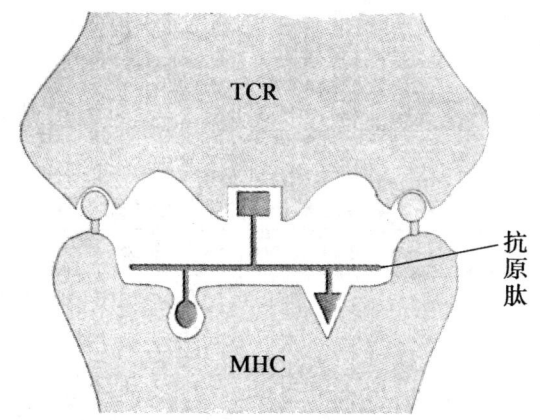

图 8-5 TCR 识别抗原肽 -MHC 复合物

表 8-5 HLA 与临床医学

HLA 与临床医学	说明
HLA 与器官移植	①对供者和受者分别做 HLA 分型和进行供受间交叉配合试验，提高 HLA 相匹配供受者选择的准确性，可提高器官移植的成功率 ②测定血中可溶性分子的含量，有助于监测移植物的排斥反应
HLA 分子的异常表达与临床疾病	例如，恶变细胞Ⅰ类分子的表达往往减弱甚至缺如，可作为细胞恶变的警示；又如，某些自身免疫病，如胰岛素依赖性糖尿病中的胰岛细胞原先不表达 HLA-Ⅱ类分子，可被诱导表达 HLA-Ⅱ类分子
HLA 与疾病关联	HLA 是人体对疾病易感的主要免疫遗传学成分
HLA 与亲子鉴定和法医学	HLA 基因分型已在法医学上被广泛地应用于亲子鉴定和对死亡者"验明正身"

表 8-6　和 HLA 呈现强关联的一些自身免疫病

疾病	HLA 抗原	相对风险程度
强直性脊柱炎	B27	55 ~ 376
急性前葡萄糖膜炎	B27	10.0
肾小球性肾炎咯血综合征	DR2	15.9
多发性硬化	DR2	4.8
乳糜泻	DR3	10.8
突眼性甲状腺肿	DR3	3.7
系统性红斑狼疮	DR3	5.8
胰岛素依赖性糖尿病	DR3／DR4	25.0
类风湿关节炎	DR4	4.2
寻常天疱疮	DR4	14.4
淋巴瘤性甲状腺肿	DR5	3.2

第九章　B 淋巴细胞

胞体圆形椭圆形，六至十二微米径。二十四十百分比，分为 T B 两类型。
TC 成熟在胸腺，细胞免疫来执行。BC 成熟骨髓等，体液免疫建功勋。

表 9-1　T 细胞与 B 细胞的特点比较

名称	T 细胞	B 细胞
来源	胸腺淋巴干细胞	骨髓淋巴干细胞
发育成熟的场所	胸腺	骨髓、肠道淋巴组织
占淋巴细胞总数	70%	20%
抗原受体	TCR	BOR
识别需要 MHC	是	否
特征"标志"	均有 TCR/CD3 表面 $CD4^+T$ $CD8^+T$	免疫球蛋白 CD19/CD20/C D21 CD79
在淋巴结中的主要定位	副皮质区	滤泡
记忆细胞	是	是
功能	防御细胞内的微生物； 参与细胞免疫	防御细胞外的微生物； 参与体液免疫；产生免疫球蛋白
产物	Th1-IFNγ/TNF-α Th2-IL4/IL5/IL6	抗体（B 细胞成熟成浆细胞）

一、B 细胞的分化发育

BCR 基因的结构

人的 BCR 基因，分为重链与轻链，基因来源分两处，可变区与恒定区。

BCR 的基因重排

编码 BCR 基因，分布弥散需重排。重链基因先重排，D-J 连接可形成。
V-DJ 连接继后，V 区基因可编码。随后轻链亦重排，才能表达 BCR。

抗原识别受体多样性

识别受体多样性，产生机制有四种。片段组合多样性，片段连接多样性。
受体编辑方式多，体 C 突变高频率。

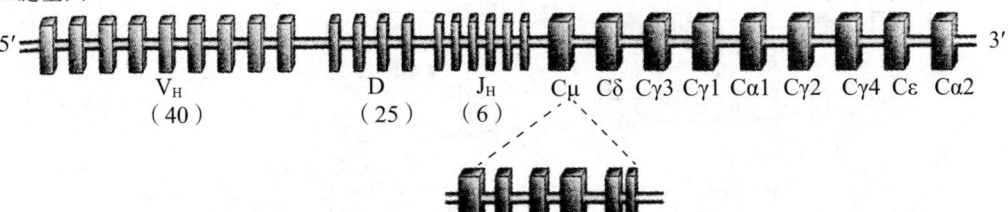
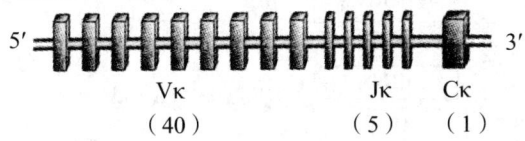
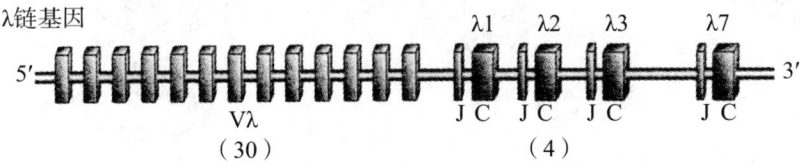

图 9-1　人 BCR 重链和轻链的胚系基因结构示意图

人 BCR 重链（H 链）和轻链（L 链）均由可变区基因和恒定区基因片段组成，其中 H 链可变区基因由 V 基因片段（V_H）、D 基因片段（D_H）和 J 基因片段（J_H）组成；而 L 链可变区基因由 Vκ 和 Jκ 或者 Vλ 和 Jλ 基因片段组成

表 9-2　抗原识别受体多样性产生的机制

机制	说明
组合多样性	免疫球蛋白 V、C、D、J 基因片段重排时，只能分别在众多的 V、C、D、J 基因片段中选用 1 个，因而可产生众多 V 区基因片段组合
连接多样性	Ig 基因片段之间的连接可有插入、替换或缺失核苷酸的可能，从而产生新的序列
受体编辑	可使 BCR 的多样性进一步增加
体细胞高频突变	可增加抗体的多样性，促进抗体亲和力成熟

B 细胞的发育过程

BC 发育在骨髓，最后变为成熟 B，进入外周淋巴系，体液免疫当主力。

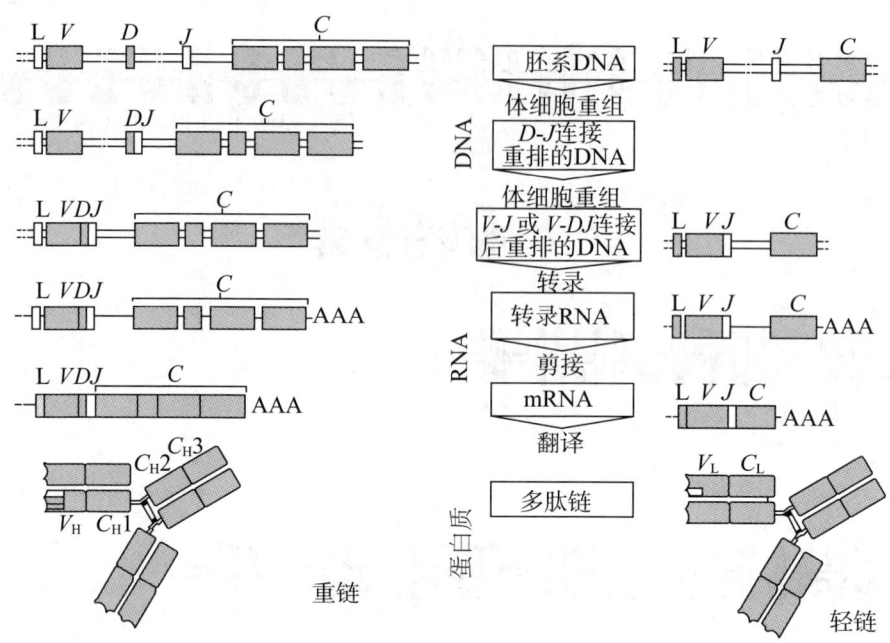

图 9-2　BCR（或 Ig）的重链或轻链基因重排

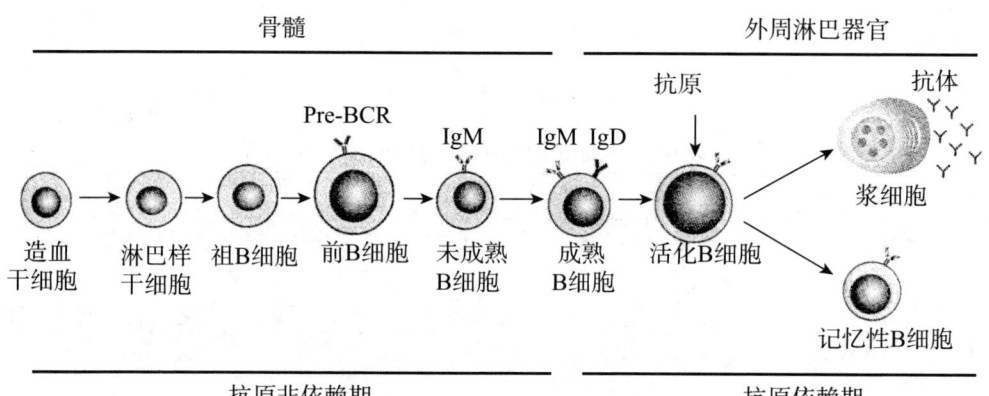

图 9-3　B 细胞的发育阶段

B 细胞在骨髓中的发育不依赖抗原，经历了祖 B 细胞、前 B 细胞（pre-BCR）、未成熟 B 细胞（IgM）和成熟 B 细胞（IgM 和 IgD）等阶段，成熟 B 细胞迁移到外周，在抗原刺激下进一步分化为浆细胞和记忆性 B 细胞

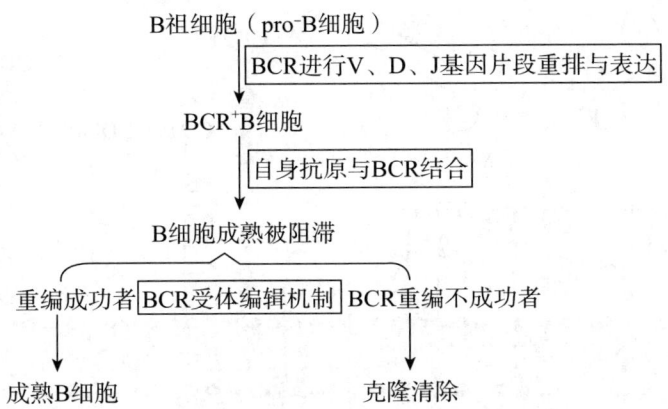

图 9-4 B 细胞发育成熟过程

表 9-3 B 细胞在中枢免疫器官中的分化发育

发育过程	说明
祖 B 细胞	其重链可变区基因先后发生 D-J、V-D-J 重排，但此时没有 mIgM 的表达。祖 B 细胞开始表达 Igα/Igβ 异源二聚体
前 B 细胞	①大前 B 细胞：合成完整 μ 链，表达前 B 细胞受体，由 μ 链和替代轻链所组成 ②小前 B 细胞：轻链基因发生 V-J 重排，但仍不能表达功能性 BCR
未成熟 B 细胞	可以表达完整 mIgM，如受抗原刺激，不但不能活化和增殖，反而引起成熟 B 细胞发生凋亡，而导致克隆清除，形成自身免疫耐受
成熟 B 细胞（初始 B 细胞）	淋巴器官，介导特异性体液免疫应答

表 9-4 B 细胞的分化成熟过程

	祖 B 细胞	大前 B 细胞	小前 B 细胞	未成熟 B 细胞	成熟 B 细胞
mIg		μ 链	μ 链-轻链	mIgM	mIgM、mIgD
Igα/Igβ	+	+	+	+	+
选择				阴性选择	

二、B 细胞表面的分子及其作用

B 细胞表面分子多，各自分工又合作。

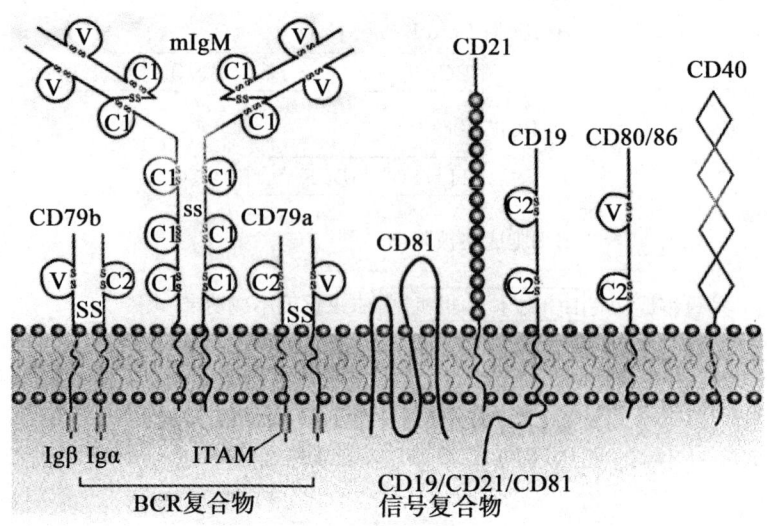

图 9-5　B 细胞主要表面分子

表 9-5　B 细胞表面的分子及其作用

B 淋巴细胞表面分子	生物学作用
B 细胞抗原受体复合物	
mIg	①B 细胞抗原受体，特征性标志 ②结合特异性抗原
Igα/Igβ	募集下游信号分子，转导特异性抗原与 BCR 结合所产生的信号，参与 Ig 从胞内向胞膜的转运
B 细胞共受体	
CD19/CD21/CD81	①加强 B 细胞活化信号的转导 ②能提高 B 细胞对抗原的敏感性，CD21 也是 B 细胞上的 EB 病毒受体
CD72	双向调节 B 细胞的激活
协同刺激分子	
CD40	提供 B 细胞活化信号的转导
CD80 和 CD86	在活化的 B 细胞表达增强，提供 T 细胞活化的第二信号
其他黏附分子	辅助 B 细胞，活化 B 细胞向 T 细胞提呈抗原
其他表面分子	
CD20	在 B 细胞增殖和分化中起重要的调节作用
CD22	B 细胞的抑制性受体，负调节 CD19/CD21/CD81 共受体
CD32	即 FcγR Ⅱ，其能负反馈调节 B 细胞活化及抗体的分泌

三、B 细胞的分类

B1 细胞

主要分布胸腹腔，自我更新是方式，阳性表达 CD5，产生抗体 IgM。
属于固有免疫 C，免疫没有记忆性。

B2 细胞

分布外周淋巴器，产生部位在骨髓，阴性表达 CD5，产生抗体 IgG，介导适应性免疫，免疫具有记忆性。

表 9-6 B1 细胞和 B2 细胞亚群的比较

性质	B1 细胞	B2 细胞
CD5 分子表达（分类依据）	+	-
存在位置	腹腔、胸腔和肠道黏膜固有层	其他外周淋巴器官
初次产生时间	胎儿期	出生后
更新的方式	自我更新	由骨髓产生
自发性 Ig 的产生	高	低
针对的抗原	碳水化合物类	蛋白质类
识别抗原	细菌 TI 抗原，自身抗原	TD 抗原
分泌的 Ig 类别	IgM>IgG	IgG>IgM
特异性	多反应性（低）	单特异性（高）
体细胞高频突变	低/无	高
免疫记忆	少/无	有
再次应答	-	++
生物学功能	①产生抗细菌抗体 ②产生多种自身抗体 ③产生致病性自身抗体	通常意义的 B 细胞介导针对大多数抗原的体液免疫

四、B 细胞的功能

B 细胞能产抗体，体液免疫建功勋，提成可溶性抗原，免疫调节也参与。

表 9-7 B 细胞的功能

功能	说明
产生抗体	抗体的功能包括：对病原体的中和作用，调理作用，参与补体的溶细胞或溶菌作用，ADCC
提呈抗原	活化的 B 细胞能有效提呈可溶性抗原
免疫调节	B 细胞产生的某些细胞因子参与调解巨噬细胞、树突状细胞、NK 细胞，以及 T 细胞的功能

第十章 T 淋巴细胞

一、T 细胞的分化发育

T 细胞的分化发育

T 细胞发育在胸腺，依次经过三阶段：祖 T 前 T 成熟 T，经过阴阳性选择，发育形成成熟 T，进入外周淋巴系，接触抗原受刺激，形成各种效应 T。

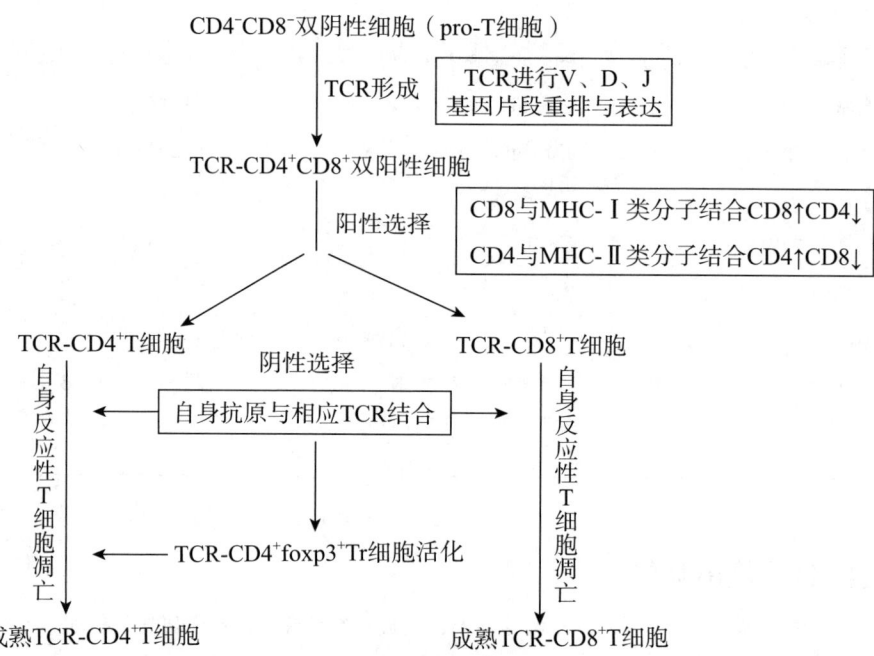

图 10-1 T 细胞在胸腺内的发育过程

T 细胞在胸腺内首先表达 TCR-CD3 复合体，并由 CD4⁻CD8⁻ 双阴性细胞（DN）分化成 CD4⁺CD8⁺ 双阳性细胞（DP）；再通过 TCR 和 CD4/CD8 分子分别与基质细胞的 MHC-Ⅱ类分子或 MHC-Ⅰ类分子结合，经阳性选择分化成 CD4⁺T 细胞或 CD8⁺T 细胞；最后通过 TCR 选择性地与基质细胞表达的自身抗原肽-MHC-Ⅱ类分子复合物或自身抗原肽-MHC-Ⅰ类分子复合物结合，引起针对自身抗原的 T 细胞克隆清除，使不针对自身抗原的 T 细胞（即自身阴性 T 细胞）克隆发育成熟

表 10-1　T 细胞分化成熟过程

	祖 T 细胞	前 T 细胞	成熟 T 细胞
表面标志	CD3⁻CD4⁻CD8⁻ CD3^{low}CD4⁺CD8⁺	CD3^{low} CD4⁺CD8⁺ CD3⁺CD4⁺CD8⁻ 或 CD3⁺CD4⁻CD8⁺	CD3⁺CD4⁺CD8⁻ 或 CD3⁺CD4⁻CD8⁺
细胞名称	双阴性（DN） 双阳性（DP）	双阳性（DP） 单阳性（SP）	单阳性（SP）
β 链基因重排	pTα TCRαβ^{low}	TCRαβ TCRγδ	TCRαβ
选择		阳性选择 阴性选择	
选择发生的部位		皮质 皮质髓质交界处	

二、T 细胞的表面分子及其作用

T 细胞 CD 多类型，生理功能各不同。

表 10-2　与 T 细胞功能有关的主要 CD 分子

分类	CD	表达细胞	功能
与 T 细胞识别抗原相关的 CD	TCR-CD3 复合物	T 细胞	特异性识别并结合抗原肽-MHC 分子复合物，CD3 分子负责将抗原信号传入 T 细胞内
	辅助受体 CD4	T 细胞亚群（部分 B 细胞）、胸腺细胞	与 MHC-Ⅱ类抗原结合，介导黏附和信号传导，也是 HIV 的受体
	辅助受体 CD8	T 细胞、胸腺细胞	与 MHC-Ⅰ类抗原结合，介导黏附和信号传导
与 T 细胞活化、增殖、分化相关的 CD	CD28 与 CD80/CD86 介导的协同刺激作用	CD28 主要表达于 T 细胞、部分活化 B 细胞、浆细胞、瘤细胞	CD28 与 CD80/CD86 结合是参与 T 细胞激活的主要共刺激分子
	CD152（CTLA4）与 CD80/CD86 结合的负调节作用	主要表达于活化 T 细胞	CD152（CTLA4）与 CD80/CD86 结合抑制 T 细胞过度扩增，使免疫应答维持相对平衡状态

分类	CD	表达细胞	功能
	诱导性协同刺激分子 ICOS	诱导性表达于活化的T细胞	促进T细胞分泌细胞因子，参与再次免疫应答
	CD2（LFA-2，绵羊红细胞受体）和 CD58（LFA-3）	① CD2：T细胞、NK细胞、胸腺细胞 ② CD58：T细胞、B细胞、单核细胞、上皮细胞、内皮细胞、中性粒细胞、成纤维细胞	CD2和CD58结合介导黏附作用、T细胞旁路激活，以及胸腺细胞分化成熟
与T细胞效应相关的CD	CD40L（CD154）	主要表达于活化的 $CD4^+T$ 细胞表面	与B细胞表面的CD40的结合可促进B细胞的活化
	FasL（CD178）	主要表达在活化的 $CD8^+T$ 细胞和部分的活化 $CD4^+T$ 细胞表面	T细胞表达的FasL能够与靶细胞表达的Fas（CD95）结合，介导靶细胞发生凋亡

T 细胞的表面标志

T细胞表面有标志，功能意义各不同。

表 10-3 T细胞的主要表面标志及其意义

标志	配体	意义
TCR	多肽-MHC复合物	T细胞抗原受体，特征性标志
CD3		稳定TCR及转导活化信号
CD4	MHC-Ⅱ类分子	T细胞识别抗原的共同受体、HIV的受体
CD8	MHC-Ⅰ类分子	T细胞识别抗原的共受体
CD28	CD80和CD86	T细胞活化的协同刺激分子
CD2	LFA-3（CD58）	介导T细胞旁路激活途径及效应阶段的激活途径
CTLA-4	CD80和CD86	提供活化T细胞抑制信号
CD40L	CD40	B细胞活化的协同刺激分子
LFA-1	ICAM-1	促进T细胞与靶细胞之间的相互作用
丝裂原受体	PHA、ConA、PWM	促进T细胞增殖，用于检测T细胞的功能
细胞因子受体	细胞因子	调节T细胞的功能

T 细胞表位和 B 细胞表位的比较

T、B 细胞之表位，结构功能有差异。抗原类型不相同，识别条件也相异。

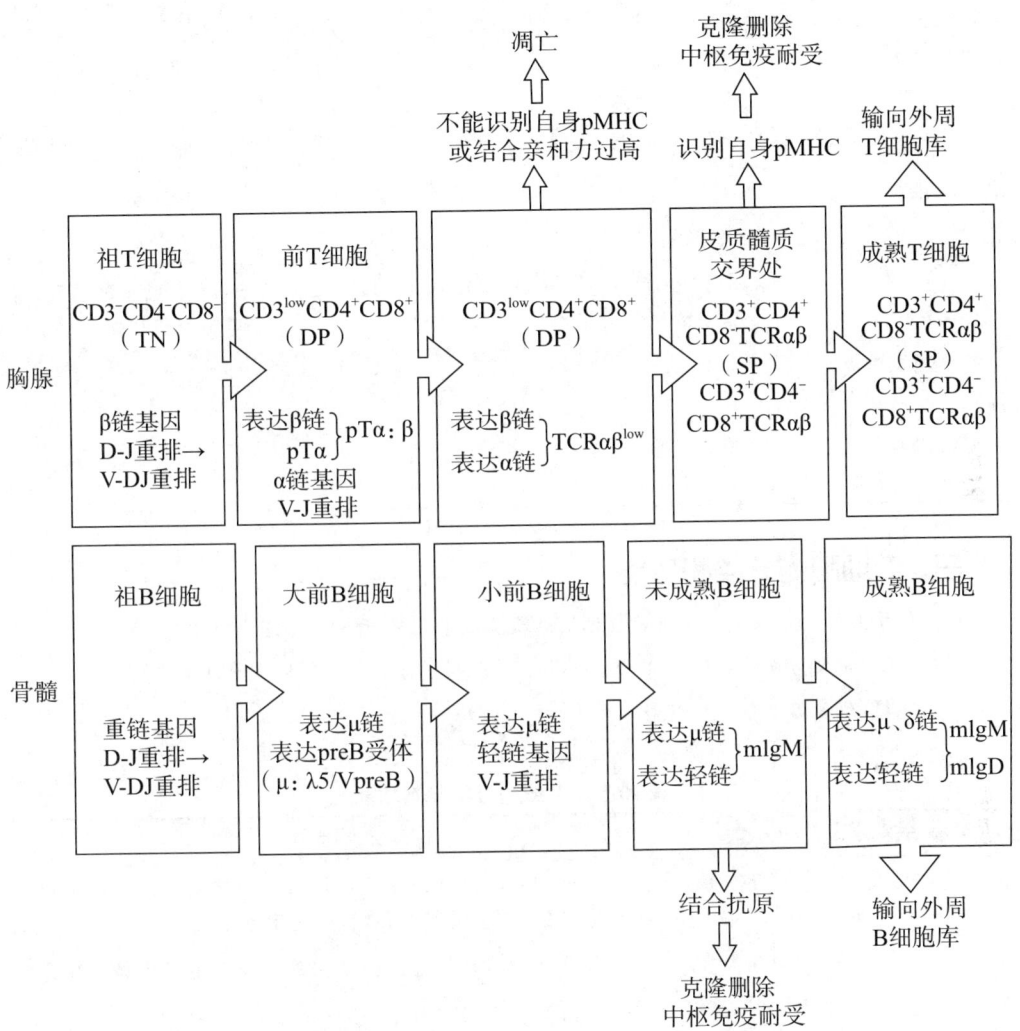

图 10-2　T 细胞和 B 细胞的发育之比较

TN，三阴性（$CD3^-CD4^-CD8^-$）；DN，双阴性（$CD4^-CD8^-$）；DP，双阳性（$CD4^+CD8^+$）；SP，单阳性（$CD4^+CD8^-$ 或 $CD4^-CD8^+$）；pMHC，抗原肽-MHC 复合分子。γδT 细胞（$CD4^-CD8^-$）的发育过程未列入本图

表 10-4　T 细胞表位和 B 细胞表位的异同

特点	T 细胞	B 细胞
识别的受体	TCR	BCR
抗原的类型	细胞表面抗原	可溶性抗原
抗原的性质	小分子多肽	多肽、蛋白质、多糖、核酸、小分子化合物等
表位的性质	变性后的肽片段	天然构象
氨基酸排列	线性	非线性或线性
定位	抗原分子内部	抗原分子表面
大小	8～12 个氨基酸（CD8$^+$T 细胞）、12～20 个氨基酸（CD4$^+$T 细胞）	5～15 个氨基酸、5～7 个单糖、核苷酸
人工合成抗原效应	载体	半抗原
被识别的条件		
APC 处理	需要	不需要
MHC 限制性	有	无

三、T 细胞的分类和功能

按照活化分三类：初始效应记忆性。按照 TCR 分两种：αβT 与 γδT。
CD 表达分两类：CD4$^+$T 与 CD8$^+$T。按照功能分三类：辅助调节细胞毒。
TC 种类有多种，执行功能不相同。

表 10-5　T 细胞分类及其功能

分类方法	分类	功能
按所处的活化阶段分类	初始 T 细胞	参与淋巴细胞再循环，主要功能是识别抗原，接受抗原刺激而活化，分化为效应 T 细胞和记忆 T 细胞
	效应 T 细胞	不参与淋巴细胞再循环，而是向外周炎症组织迁移，发挥效应
	记忆性 T 细胞	介导再次免疫应答，接受抗原刺激后可迅速活化，并分化为记忆 T 细胞和效应 T 细胞
按 TCR 肽链组成分类	αβT 细胞	参与特异性免疫应答
	γδT 细胞	主要参与非特异性免疫应答
按 CD 分子表达分类	CD4$^+$T 细胞	识别外源性抗原肽，受自身 MHC-Ⅱ类分子的限制；活化后，分化的效应细胞主要为 Th 细胞
	CD8$^+$T 细胞	识别内源性抗原肽，受自身 MHC-Ⅰ分子的限制。活化后，分化的效应细胞为 Tc 细胞毒性 T 细胞（CTL），具有细胞毒作用，特异性杀伤靶细胞

续表

分类方法	分类	功能
按功能分类	Th 细胞	
	Th1 细胞	增强吞噬细胞介导的抗感染机制,特别是抗细胞内病原体的感染
	Th2 细胞	增强 B 细胞介导的体液免疫应答,在变态反应及抗寄生虫感染中也发挥重要作用
	Th3 细胞	通过分泌 TGF-β 抑制 Th1 细胞介导的免疫应答和炎症反应
	Th17 细胞	通过分泌 IL-17 等多种细胞因子参与固有免疫和某些炎症的发生等
	Tfh 细胞	即滤泡辅助 T 细胞,是辅助 B 细胞应答的关键细胞
	CTL 细胞	具有细胞毒作用,可特异性杀伤靶细胞
	Treg 细胞	在免疫应答的负调节及自身免疫耐受中发挥重要的作用

表 10-6 初始、效应、记忆 T 细胞的产生及功能

T 细胞	产生	功能
初始 T 细胞	从未接受过抗原刺激的成熟 T 细胞	参与淋巴细胞的再循环,识别抗原;接受抗原刺激而活化,分化成为效应 T 细胞和记忆 T 细胞
效应 T 细胞	由初始 T 细胞分化	向外周炎症组织迁移,不参与淋巴细胞再循环
记忆 T 细胞	由效应 T 细胞或初始 T 细胞分化	介导再次免疫应答,接受抗原刺激以迅速活化,并分化为记忆 T 细胞和效应 T 细胞;存活期长,可达数年

表 10-7 αβT 细胞与 γδT 细胞特性的比较

特征	αβT 细胞	γδT 细胞
TCR 多样性	多	少
分布		
外周血	60%~70%	5%~15%
组织	外周淋巴组织	皮肤表皮和黏膜上皮
表型		
$CD3^+CD2^+$	100%	100%
$CD4^+CD8^-$	60%~65%	<1%
$CD4^-CD8^+$	30%~35%	20%~50%
$CD4^-CD8^-$	<5%	≥50%
识别抗原	8~17 个氨基酸组成的肽	热休克蛋白(HSP)、脂类、多糖

续表

特征	αβT 细胞	γδT 细胞
提呈抗原	经典 MHC 分子	MHC-I 类分子
MHC 限制	有	无
辅助细胞	Th 细胞	无
杀伤细胞	CTL 细胞	γδT 杀伤活性
功能	介导特异性免疫应答	可能是具有原始受体的第一线防御细胞；参与黏膜免疫、感染免疫及肿瘤免疫

表 10-8　CD4$^+$T 和 CD8$^+$T 细胞特点

	CD4$^+$ T 细胞	CD8$^+$ T 细胞
表达	60%～65% 的 TCRαβT 细胞及部分 NKT 细胞	30%～35%TCRαβT 细胞及部分 γδT 细胞
识别抗原	外源性抗原肽	内源性抗原肽
MHC 限制	MHC-II 类分子限制	MHC-I 类分子限制
效应细胞	Th 细胞，具有辅助作用	CTL 细胞，具有细胞毒作用，可特异性杀伤靶细胞
特殊结构	结合 MHC-II 类分子的 β2 结构域 HIV 壳膜蛋白 gp120 受体	结合 MHC-I 类分子的 α3 结构域
共同功能	①T 细胞的辅助受体 ②自身 MHC 的限制性 ③参与 TCR 识别抗原所产生的活化信号转导过程	

表 10-9　CD4$^+$Th 细胞的效应功能

细胞	功能
Th1	增强吞噬细胞介导的抗感染机制包括： ①IFN-γ 活化巨噬细胞，并且促进 IgG 生成，IgG 可以通过调理作用激活补体 ②IL-2、IFN-γ、IL-12 增强 NK 细胞杀伤能力 ③IL-2、IFN-γ 刺激 CTL 增殖和分化，特异性杀伤病毒或靶细胞 ④TNF 直接诱导靶细胞凋亡，并且促进炎症反应
Th2	①分泌细胞因子 IL-4、5、6、9、10、13，增强 B 细胞介导的体液免疫应答 ②分泌细胞因子 IL-4、5，诱导 IgE 生成和嗜酸性粒细胞活化
Th3	分泌细胞因子 TNF-β 抑制 Th1 介导的体液免疫应答
Tr1	分泌细胞因子 IL-10 通过抑制巨噬细胞间接抑制 Th1 细胞分泌 IL-2、IFN-γ

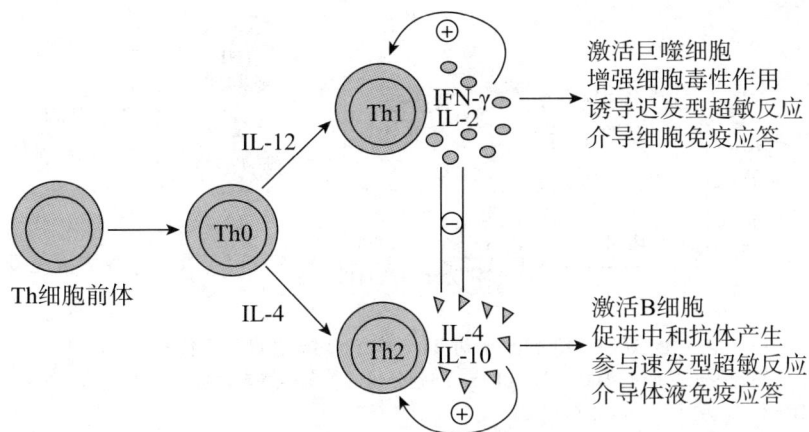

图 10-3　Th1 和 Th2 细胞分化及功能示意图

表 10-10　Th1 和 Th2 细胞生物学作用的比较

特征	Th1	Th2
分泌的细胞因子		
IFN-γ	+++	−
LT-α	+++	−
IL-2	+++	+
L-3	++	++
IL-4	−	++
IL-5	−	++
IL-6	+	++
IL-10	+	+++
IL-13	+	+++
GM-CSF	+++	+++
TNF-α	+++	++
细胞毒作用	+++	−
促进 Ig 合成	+	+++
活化单核/巨噬细胞	+++	−

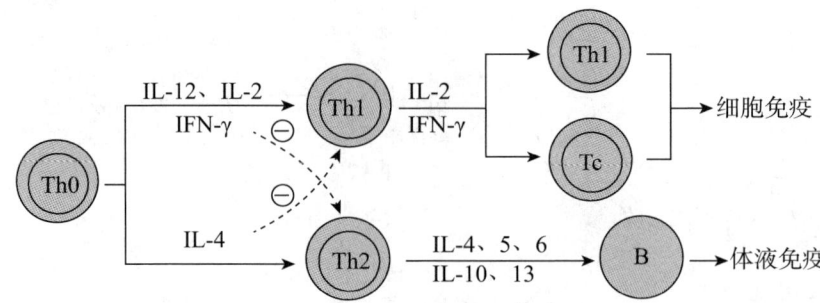

图 10-4　细胞因子对 Th1 和 Th2 细胞的调节作用

局部微环境中的细胞因子是调控 Th0、Th1 和 Th2 细胞分化的关键因素，它们不仅影响机体的免疫应答类型，同时也影响 Th1 和 Th2 细胞亚群之间的平衡

表 10-11　两类调节性 T 细胞的比较

特点	自然调节性 T 细胞	适应性调节性 T 细胞
诱导部位	胸腺	外周
CD25 表达	+++	-/+
转录因子 Foxp3	+++	+
抗原特异性	自身抗原（胸腺中）	组织特异性抗原和外来抗原
发挥效应作用的方式	细胞接触，分泌细胞因子	主要依赖细胞因子，细胞接触
功能	抑制自身反应性 T 细胞应答	抑制自身损伤性炎症反应和移植排斥反应，有利于肿瘤生长
举例	$CD4^+ CD25^+$ T 细胞	$CD4^+$ 的 Tr1 和 Th3

第十一章 抗原提呈细胞与抗原的加工及提呈

一、抗原提呈细胞的种类与特点

抗原提呈细胞的种类

分为专职非专职,还有广义(Tc)靶细胞。提呈抗原并加工,能力有低也有高。

表 11-1 抗原提呈细胞的种类

分类	抗原提呈细胞	特点
专职性抗原提呈细胞	树突状细胞、单核/巨噬细胞、B 细胞	抗原提呈处理功能强;其组成性表达 MHC-II 类分子和 T 细胞活化所需的共刺激分子及黏附分子
非专职性抗原提呈细胞	内皮细胞、成纤维细胞、上皮及间皮细胞、嗜酸性粒细胞等	抗原提呈处理功能较弱,只在炎症等情况下才表达 MHC-II 类分子、共刺激分子和黏附分子
表达 MHC I 类分子的靶细胞	$CD8^+T$ 细胞的靶细胞	将内源性蛋白质降解,以 MHC-I 类分子复合物形式表达于细胞表面,提呈抗原给具有杀伤功能的 CD^+8T 细胞

主要专职性抗原提呈细胞

专职细胞有三类:树突、单核、B 细胞。

表 11-2 主要专职性抗原提呈细胞分布与特征

细胞类型	体内分布	MHC-I/II类分子	FcR	C3R	Birbeck 颗粒
树突状细胞(DC)	脑以外全身各组织				
并指状树突状细胞(IDC)	淋巴组织胸腺依赖区	++++	-	-	-
滤泡树突状细胞(FDC)	淋巴滤泡发生中心	-	++++	++++	-
朗格汉斯巨细胞(LC)	皮肤、黏膜上皮	++	+++	+++	++
间质性树突状细胞	全身非淋巴组织	+/-	+++	++	-
隐蔽细胞	淋巴液	+/-	-	-	-

续表

细胞类型	体内分布	MHC-Ⅰ/Ⅱ类分子	FcR	C3R	Birbeck 颗粒
血液树突状细胞	血液	+/-	–	–	–
单核/巨噬细胞（Mo/MΦ）	全身组织、器官	+	+++	+++	–
B 细胞	外周血、淋巴组织	++	+	++	–

细胞类型	DC	MΦ	B细胞
抗原摄取	巨吞噬、吞噬 +++	吞噬 +++	BCR介导 ++++
MHC分子	淋巴样组织DC高表达、其他组织DC低表达	细菌和细胞因子诱导表达 –~+++	活化B细胞表达增加+++~++++
协同刺激分子	成熟DC表达 ++++	可诱导表达 –~+++	可诱导表达 –~+++
提呈的抗原	抗原肽、病毒抗原、变应原	颗粒性抗原、细胞内和细胞外病原体	可溶性抗原、毒素、病毒
分布	淋巴样组织、结缔组织、上皮组织	淋巴样组织、结缔组织、胸腹腔	淋巴样组织、外周血

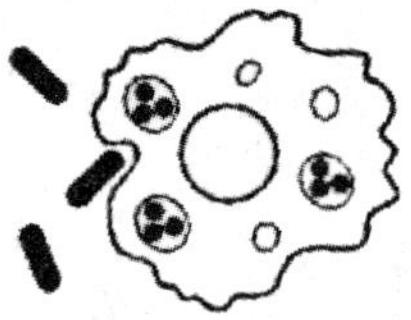

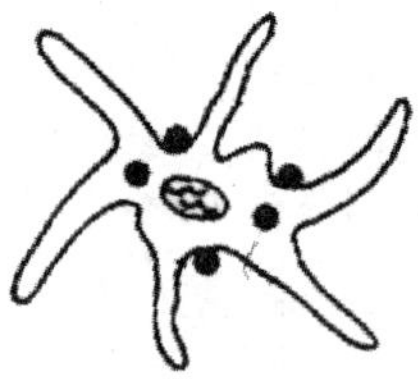

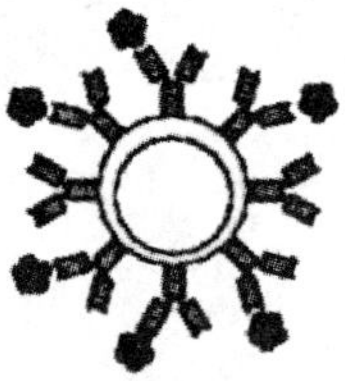

图 11-1 三种专职 APC 摄取和提呈抗原作用的比较

DC 的分化发育

来自髓系淋巴系，分化发育三步骤，先经前体未成熟，成熟之后迁外周。

表 11-3 DC 的分化发育

分期	分化过程或特点
前体阶段	$CD34^+$ 多能祖细胞先分化出粒细胞巨噬细胞集落生成单位（CFU-GM），大多数在粒细胞集落刺激因子 G-CSF 作用下成为粒细胞，少数在粒细胞集落刺激因子 GM-CSF 作用下分化为 Mono-DC-CFU，再在 GM-CSF 和 TNF-α 的作用下进一步分化为 DC 前体细胞进入外周血液，并可在趋化因子作用下迁移到非淋巴组织
未成熟期	体内多数 DC 处于此期，其特点包括： ①圆形，中等淋巴细胞大小，核圆或较微凹陷，多突起 ②内有大量内体、溶酶体等，能合成 MHC II 类分子 ③主要存在于多种实体器官及非淋巴组织的上皮（称为 LC） ④缺乏 T 细胞活化所需的信号，但高水平表达抗原捕获装置 ⑤分泌 TNF-α、IL-1、IL-6、IL-15 等趋化性或有炎症作用的细胞因子
成熟期	其特点包括： ①较大，不规则，向各方向伸出突起，多型核 ②主要存在于次级淋巴细胞组织、淋巴结、脾及派尔集合淋巴结 ③高水平表达 MHC-I 类及 MHC-II 类分子及多种共刺激分子，但缺乏捕获抗原的表面分子 ④过氧化物酶；溶菌酶阴性，非特异性酯酶阴性或弱阳性 ⑤分泌 IL-12 等细胞因子
迁移过程	机制包括： ①CC 趋化因子使非成熟 DC 迁向外周 ②接受抗原的 DC 成熟表达 CCR7，从外周迁向淋巴器官

未成熟 DC

正常 DC 多未熟，表达 MHC-II 低，Fc 受体和 MR，能够高度来表达，易向炎症处迁移，摄取抗原并加工，处理抗原能力强，提呈抗原能力弱。

成熟 DC

成熟 DC 有特点，表达 MHC-II 高，Fc 受体和 MR，表达能力却很低，迁向外周淋巴器，提呈抗原最积极。

表 11-4 未成熟 DC 与成熟 DC 的特点比较

	未成熟 DC	成熟 DC
Fc 受体（FcR）的表达	++	-/+
甘露糖受体（MR）的表达	++	-/+
MHC-Ⅱ类分子的表达	+	++
半衰期（h）	约 10h	大于 100h
细胞膜表面数目	约 10^6	约 7×10^6
共刺激分子的表达	-/+	++
抗原摄取、加工和处理的能力	++	-/+
抗原提呈的能力	-/+	++
迁移的倾向性	炎症组织	外周淋巴组织
主要功能	摄取、加工和处理抗原	提呈抗原

树突状细胞（DC）的分类

树突细胞多类型，主要功能有差异。

表 11-5 DC 的分类及主要特征

细胞名称	体内分布	MHC-Ⅱ类分子	FcR	C3bR	主要功能
并指状细胞	淋巴组织的胸腺依赖区	+++	-	-	能有效地将抗原提呈给 T 细胞，引起 T 细胞活化
滤泡树突状细胞	淋巴滤泡即淋巴组织的 B 细胞依赖区	-	++	++	使 B 细胞识别以抗原-抗体复合物形式存在的抗原，引起再次应答
胸腺树突状细胞	胸腺	+++	+	-	参与 T 细胞的阴性选择，诱导自身耐受
朗格汉斯巨细胞	皮肤表皮层及基层、胃肠上皮层	+++	+	+	摄取并处理由皮肤、胃肠进入的抗原
间质性树突状细胞	心、肝、肾、肺等实质器官间质	+++	-	-	尚未成熟的 DC，可加工处理抗原
血液树突状细胞	外周血	+++	-	-	是 DC 的前体细胞和淋巴 DC 进入血液后的形成
淋巴树突状细胞（隐蔽细胞）	全身淋巴管	+++	-	-	是 DC 的淋巴循环形式，有较强的摄取抗原能力，激活 T 细胞

树突状细胞的组织学分布

树突细胞数虽少,分布范围却很广,只是除外脑组织,全身各多处可见到。

表 11-6 树突状细胞的组织学分布

分布	细胞类型
淋巴样组织	
T 细胞区	胸腺树突状细胞、并指状树突状细胞（IDC）
B 细胞区	滤泡树突状细胞（FDC）
非淋巴样组织	
皮肤、黏膜	朗格汉斯巨细胞（LC）
器官（心、肝、肺、肾等）	间质树突状细胞
循环	
血液	血液树突状细胞
淋巴液	"隐匿性"树突状细胞[1]

注释：[1] "隐匿性"是指比例很小的循环 DC 到了淋巴管中。

树突状细胞的功能

抗原提呈是专职,激活 TB 淋巴 C,分泌多种活性物,调节免疫有作用,耐受维持与诱导,树突细胞也参与。

表 11-7 树突状细胞的功能

功能	说明
抗原提呈与免疫激活作用	①是功能最强的专职性抗原提呈细胞 ②能为 T 细胞充分活化提供第二信号,能直接激活初始 T 细胞 ③能促使 B 细胞的增殖与分化
免疫调节作用	分泌多种细胞因子和趋化因子,调节其他免疫细胞的功能
参与免疫耐受的维持与诱导	非成熟 DC 参与外周免疫耐受的维持与诱导

表 11-8　正常组织中的单核/巨噬细胞

存在部位	细胞名称
骨髓	造血干细胞→单核母细胞→前单核细胞
骨髓和血液	血单核细胞
组织间隙	巨噬细胞：组织细胞（结缔组织）、库普弗（Kupffer）细胞（肝）、肺泡巨噬细胞（肺）、游走及固定的巨噬细胞（淋巴结、脾）、固定的巨噬细胞（骨髓）、腹腔和胸腔的巨噬细胞（腹腔、胸腔）、破骨细胞（骨）、小胶质细胞（神经组织）、组织细胞（皮肤）、滑膜A型细胞（关节）

二、抗原的处理和提呈

抗原提呈细胞提呈抗原的途径

抗原提呈四途径，作用特点各不同。

表 11-9　抗原提呈细胞提呈抗原的途径

提呈抗原的途径	主要特点
MHC Ⅰ类分子途径	提呈内源性抗原
MHC Ⅱ类分子途径	提呈外源性抗原
非经典的抗原提呈途径	MHC分子对抗原提呈有交叉现象
脂类抗原的CD1分子提呈途径	脂类抗原有CD1分子提呈

抗原处理的两条主要途径

抗原分为内外源，处理途径不相同。MHC-Ⅰ类分子，处理内源性抗原，内质网中相结合，有核细胞来提呈。识别应答三细胞，则为 $CD8^+T$ 细胞。各种外源性抗原，内体溶酶体降解。MHC-Ⅱ类分子，处理外源性抗原。专职细胞来提呈，交给 $CD4^+T$ 细胞。

表 11-10　抗原处理的两条主要途径

	MHC-Ⅰ类分子途径	MHC-Ⅱ类分子途径
抗原来源	内源性抗原	外源性抗原
降解抗原的胞内位置	脂质蛋白酶体	内体、溶酶体
抗原与MHC分子结合部位	内质网	内体、溶酶体中
提呈抗原多肽的MHC分子	MHC-Ⅰ类分子	MHC-Ⅱ类分子
伴侣分子	TAP、钙联素	Ii链、钙联素
处理和提呈抗原的细胞	所有有核细胞	专职性抗原提呈细胞
识别和应答细胞（提呈对象）	$CD8^+T$ 细胞	$CD4^+T$ 细胞

内源性抗原
（病毒感染细胞或肿瘤细胞合成的蛋白质）
↓（被胞质中蛋白酶体酶解）
抗原肽（含8~13个氨基酸）
↓（经TAP转运至内质网）
抗原肽/MHC-Ⅰ分子复合物
↓（转运至APC表面）
提呈给CD8⁺T细胞识别

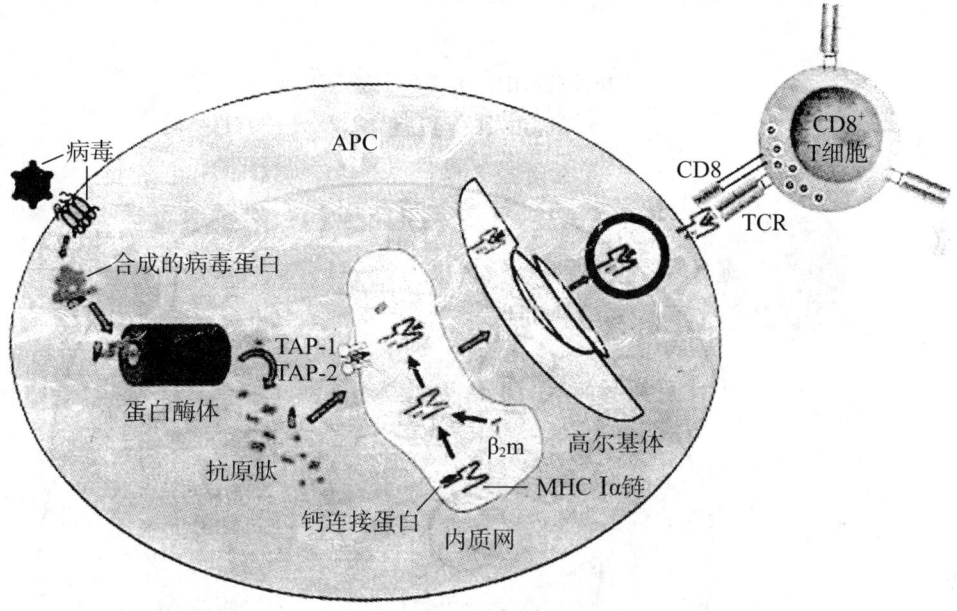

图 11-2　内源性抗原的处理与提呈过程

（APC外）
外源性抗原（APC摄取）
↓
吞噬小体（内体）
↓
内体溶酶体（与溶酶体融合）
↓（蛋白酶作用）
10~17个氨基酸的抗原肽

（内质网中）
新合成MHC-Ⅱ类分子
+
恒定链（Ii链）
（抗原结合槽为Ii链所占据）
↓
经高尔基体转运至内体
（MⅡC：富含MHC-Ⅱ类分子）

MⅡC与吞噬溶酶体融合
Ii链被降解并暴露MHC-Ⅱ类分子抗原结合凹槽
↓
抗原肽-MHC-Ⅱ类分子复合物
提呈给CD4⁺T细胞识别

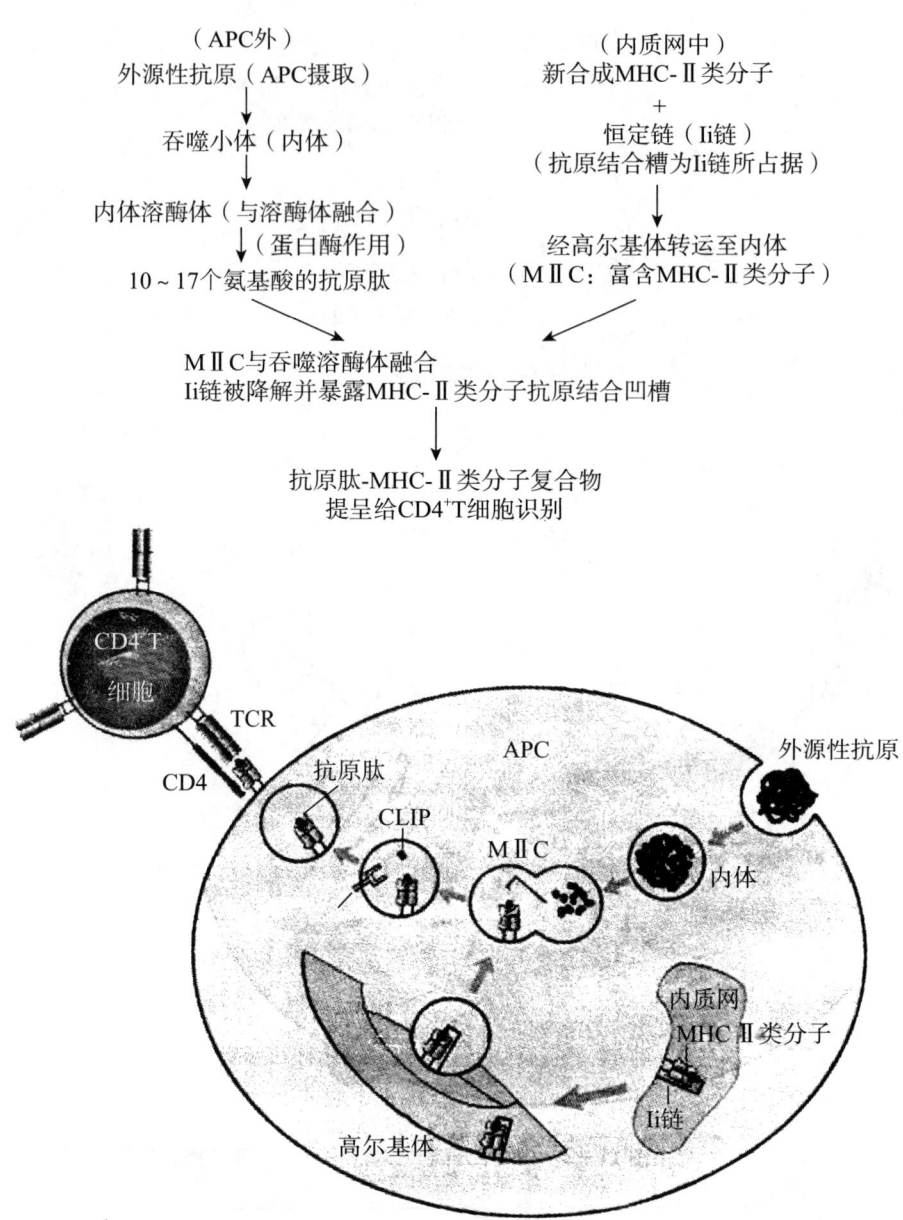

图 11-3　外源性抗原的处理与提呈过程

第十二章　T淋巴细胞介导的适应性免疫应答

一、概述

特异性免疫应答的类型

特异免疫两类型：细胞免疫和体液。

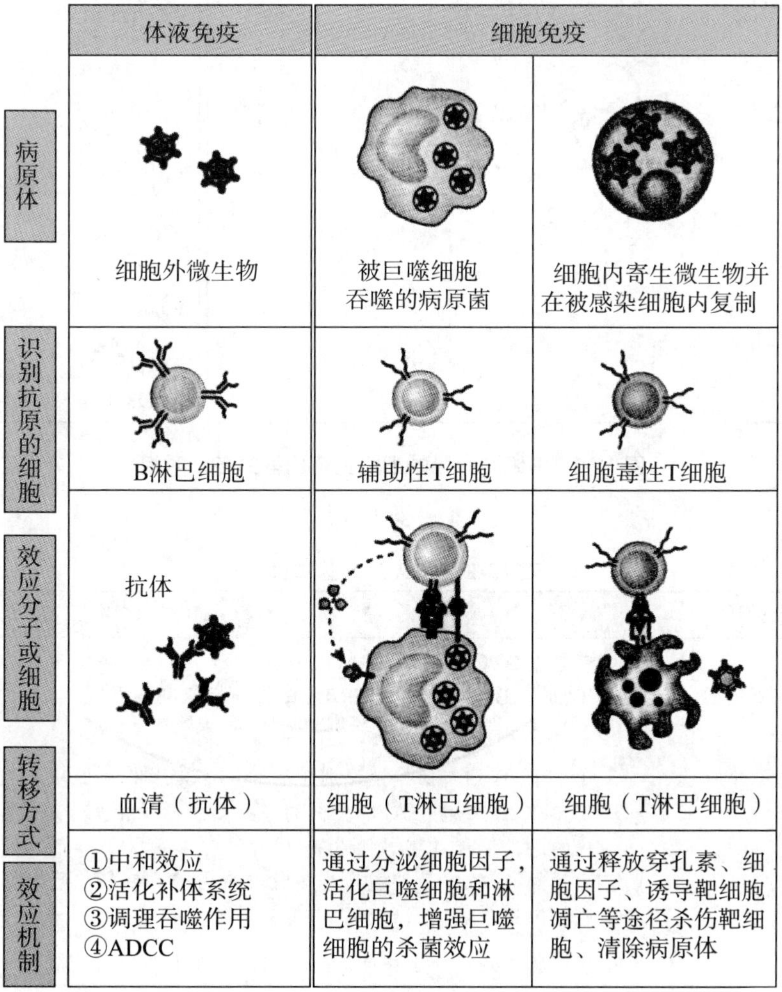

	体液免疫	细胞免疫	
病原体	细胞外微生物	被巨噬细胞吞噬的病原菌	细胞内寄生微生物并在被感染细胞内复制
识别抗原的细胞	B淋巴细胞	辅助性T细胞	细胞毒性T细胞
效应分子或细胞	抗体		
转移方式	血清（抗体）	细胞（T淋巴细胞）	细胞（T淋巴细胞）
效应机制	①中和效应 ②活化补体系统 ③调理吞噬作用 ④ADCC	通过分泌细胞因子，活化巨噬细胞和淋巴细胞，增强巨噬细胞的杀菌效应	通过释放穿孔素、细胞因子、诱导靶细胞凋亡等途径杀伤靶细胞、清除病原体

图 12-1　特异性免疫应答的类型

免疫应答的基本过程

免疫应答三阶段：抗原识别和提呈，淋巴活化与分化，效应细胞起效应。

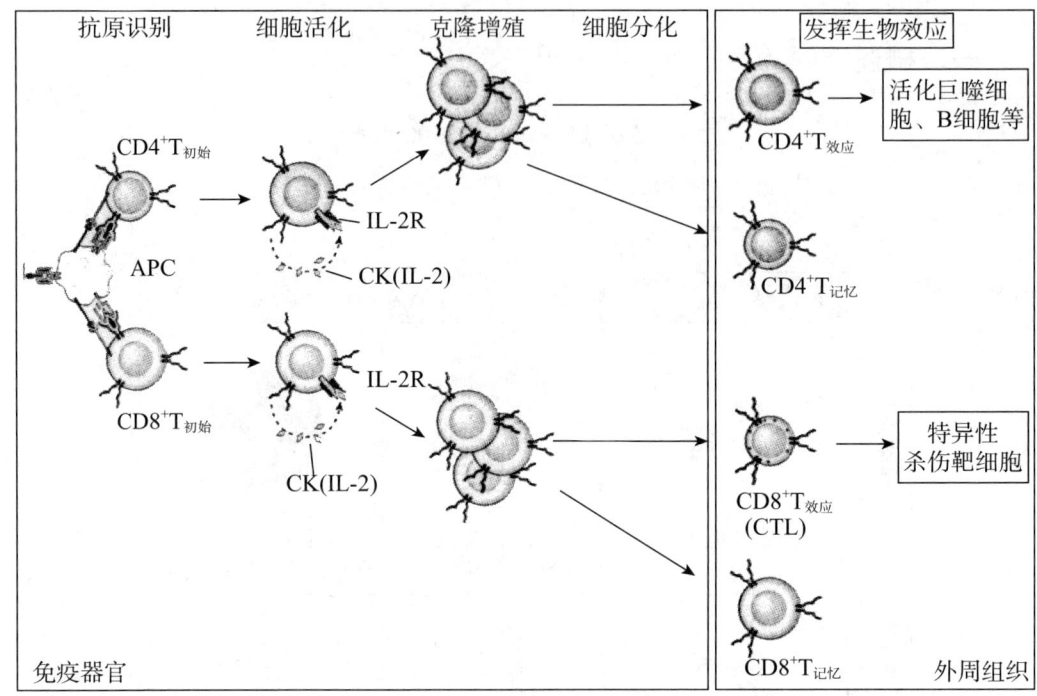

图 12-2 T 细胞介导的细胞免疫应答的各个时相

表 12-1 免疫应答的基本过程

三个阶段	内容
识别阶段	①抗原被 APC 所摄取、加工、处理 ②T 细胞/B 细胞通过 TCR/BCR 特异性识别抗原肽 ③提呈和识别
活化与增殖分化阶段	①T 细胞/B 细胞特异性识别抗原，产生其活化的第一信号 ②T 细胞/B 细胞与 APC 表面的多种黏附分子相互作用，提供 T 细胞活化的第二信号（协同刺激信号） ③激活的 APC 和 T 细胞产生多种细胞因子，参与淋巴细胞增殖分化，形成效应 T 细胞或浆细胞，并分泌效应分子（细胞因子、抗体）
效应阶段	效应细胞或效应分子共同发挥作用，产生相应的免疫效应

二、T 细胞对抗原肽的识别过程

APC 向 T 细胞提呈抗原

外源抗原到淋巴，由 APC 来摄取，MHC Ⅱ与抗原，结合形成复合物，APC 将抗原肽，交给 CD4⁺Th0，内源抗原在胞内，由 APC 来加工，MHC Ⅰ与抗原，结合形成复合物，APC 将抗原肽，交给 CD8⁺TC。

APC 与 T 细胞相互作用

APC 与 T 细胞，结合属于非特异，MHC 的参与下，结合方称为特异，辅助因子来参与，免疫突触称其名。

表 12-2　T 细胞对抗原的识别过程

过程	特点	内容
APC 向 T 细胞提呈抗原	①外源性抗原以抗原肽-MHC-Ⅱ类分子复合物形式提呈给 CD4⁺Th 细胞	外源性抗原分子可在局部或从局部引流至淋巴组织，首先被这些部位的 APC 摄取、加工和处理，以抗原肽-MHC Ⅱ类分子复合物的形式表达于 APC 表面，再将抗原有效地提呈给 CD4⁺Th 细胞识别
	②内源性抗原分子以抗原肽-MHC-Ⅰ类分子复合物形式提呈给 CD8⁺T 细胞	内源性抗原（如病毒感染细胞所合成的病毒蛋白和肿瘤细胞所合成的肿瘤抗原），主要被宿主的 APC 类细胞加工处理及提呈，或感染的细胞及肿瘤细胞经过细胞凋亡，被 APC 类细胞吞噬，进行抗原处理及提呈，以抗原肽-MHC Ⅰ类分子复合物形式表达于细胞表面，供特异性 CD8⁺T 细胞识别
APC 与 T 细胞的相互作用	①T 细胞与 APC 非特异性结合	初始 T 细胞进入淋巴结的副皮质区，T 细胞利用细胞表面的黏附分子（IFA-1、CD2）与 APC 表面相应配基（ICAM-1/IFA-3）结合
	②T 细胞与 APC 特异性结合	TCR 识别相应的特异性抗原肽-MHC 复合物，则使得 T 细胞与 APC 发生特异性结合
	③免疫突触的形成	中心区为 T 细胞抗原受体（TCR）和抗原肽-MHC 复合物分子，以及 T 细胞膜辅助分子（如 CD4 和 CD28）和相应配体，周围环形分布着大量其他细胞黏附分子

三、T 细胞的活化、增殖和分化

参与 T 细胞活化的分子

活化需要双信号，细胞因子促活化。

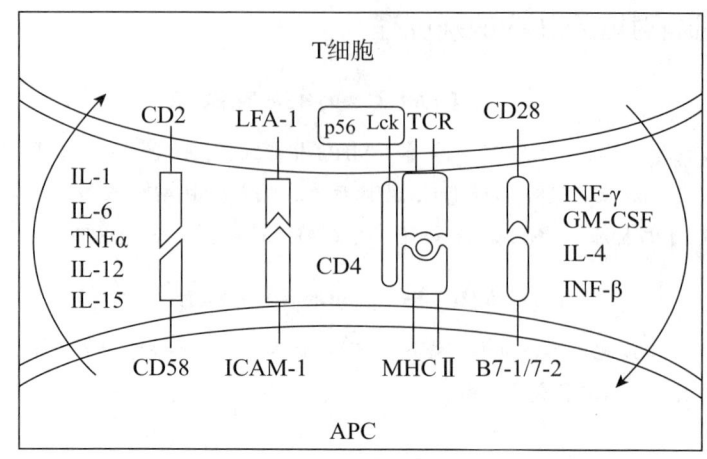

图 12-3 T 细胞活化需要双信号和细胞因子

TCR 识别并结合 APC 所提呈的特异性 p-MHC→启动第一活化信号→由 CD3 传递至 T 细胞内；APC 表面 B7-1、B7-2 与 T 细胞表面 CD28 结合→向 T 细胞传递第二活化信号（即共刺激信号）；APC 分泌细胞因子→参与 T 细胞充分活化与增殖

表 12-3　参与 T 细胞活化的分子

T 细胞活化要求	内容
T 细胞活化的第一信号	APC 将抗原肽 -MHC 复合物提呈给 T 细胞，TCR 特异性识别结合在 MHC 分子槽中的抗原肽，启动抗原识别信号
T 细胞活化的第二信号	T 细胞与 APC 细胞表面有多对免疫分子，CD28/B7 是重要的共刺激分子，其主要作用是促进 IL-2 基因转录和稳定 IL-2 mRNA，促进 IL-2 合成
细胞因子促进 T 细胞充分活化	活化的 APC 和 T 细胞可分泌 IL-1、IL-2、IL-6、IL-12 等多种细胞因子，它们在 T 细胞激活中发挥重要作用

四、T 细胞的免疫效应和转归

T 细胞的效应功能

细胞免疫 T 做主，吞传抗原靠巨噬，淋母敏 C 释因子，杀伤抗原扩免疫，增强吞噬抑病毒，抗瘤移植胞内体。

Th1 细胞

活化巨噬中性粒，杀伤吞噬病原体，促进淋巴 C 增殖，辅助 BC 产抗体。

Th2 细胞

辅助 BC 产抗体，抑制 Th1C 分化，抵抗寄生虫感染，超敏反应也参加。

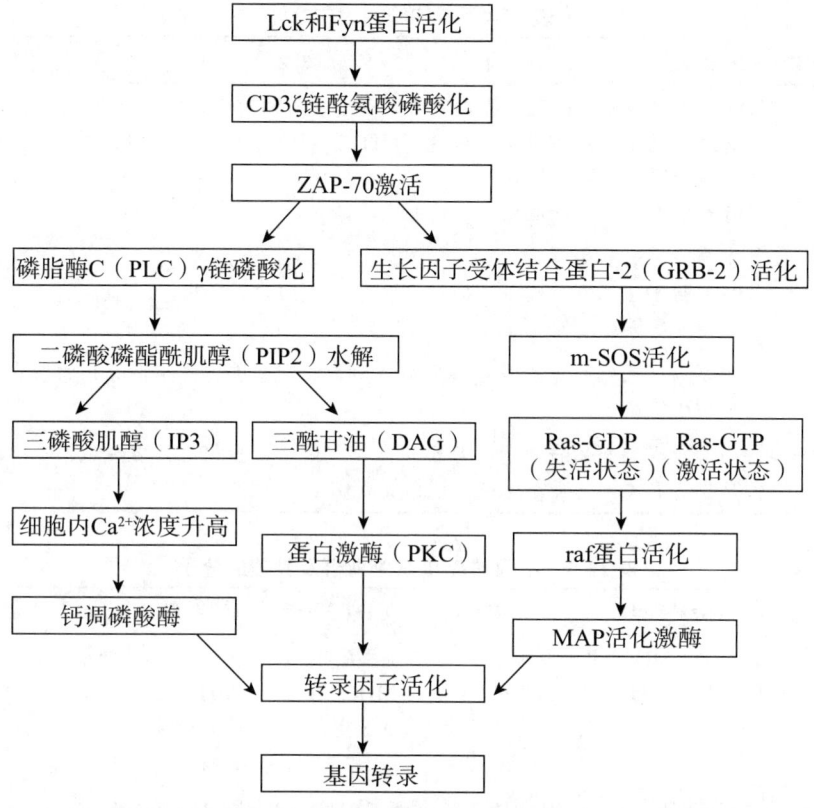

图 12-4　TCR 复合物及其辅助受体活化信号的胞内转导途径

TCR 活化信号传向胞内后，首先使 CD3 分子的 ITAM 磷酸化，胞内带有 SH2 功能区的 ZAP-70 分子则与 CD3 分子的 ITAM 结合，从而启动了两条主要的信号转导途径：PLC-γ 活化途径和 MAP 激酶活化途径。经过一系列信号转导分子的级联式反应，最终导致转录因子的活化和靶基因转录

CTL 细胞的效应功能

杀伤肿瘤感染 C，正常细胞不受损。

记忆 T 细胞的效应功能

再次遇到同抗原，迅速活化与增殖，分化成为效应 C，免疫应答高效率。

表 12-4 T 细胞的效应功能

T 细胞种类	效应功能
Th1 细胞	①对巨噬细胞：活化巨噬细胞——促进吞噬和消化功能 ②对淋巴细胞：促进 Th1 细胞、CTL 等细胞增殖，抑制 Th2 细胞的分化，辅助 B 细胞产生抗体（如 IgG2a） ③对中性粒细胞：活化中性粒细胞，促进其杀伤病原体
Th2 细胞	①辅助体液免疫应答 ②抑制 Th1 细胞分化 ③参与超敏反应性炎症
CTL 细胞	主要杀伤已感染胞内寄生病原体（病毒、某些胞内寄生菌等）的宿主细胞、肿瘤细胞等
记忆 T 细胞	当再次遇到相同抗原后，可迅速活化、增殖、分化为效应细胞，产生免疫记忆反应，更快、更强、更有效地再次免疫应答

表 12-5 不同效应 T 细胞亚群及其效应分子

	CD4⁺Th1	CD4⁺Th2	CD4⁺Th17	CD4⁺Tfh	CD8⁺CTL
TCR 识别的配体	抗原肽-MHC-Ⅱ类分子复合物	抗原肽-MHC-Ⅱ类分子复合物	抗原肽-MHC-Ⅱ类分子复合物	抗原肽-MHC-Ⅱ类分子复合物	抗原肽-MHC-Ⅰ类分子复合物
诱导分化的关键细胞因子	IL-12、IFN-γ	IL-4	IL-1β（人）、TGF-β（小鼠）、IL-6、IL-23	IL-21、IL-6	IL-2、IL-6
产生细胞因子和其他效应分子	IFN-γ、TNF-α、LTα、IL-2、IL-3、GM-CSF	IL-4、IL-5、IL-10、IL-13、GM-CSF	IL-17	IL-21、IL-4、IFN-γ	IFN-γ、TNF-α、LTα、穿孔素、颗粒酶、FasL
介导免疫应答类型	参与和辅助细胞免疫	辅助体液免疫	固有免疫	辅助体液免疫	参与细胞免疫
免疫保护	胞内感染病原微生物（如结核杆菌）	清除蠕虫等	抗细菌、真菌和病毒	自身免疫	病毒感染细胞和肿瘤细胞
参与病理应答	Ⅳ型超敏反应、实验性变态反应性脑脊髓膜炎（EAE）、类风湿关节炎（RA）、炎性肠病	哮喘等变态反应性疾病	银屑病、炎性肠病、多发性硬化症（MS）、RA	自身免疫病	Ⅳ型超敏反应、移植排斥反应

T 细胞介导的细胞免疫应答的意义

TC 免疫有意义，对人有利有不利：抗感染、抗肿瘤、损伤致病伤机体。

表 12-6　T 细胞介导的细胞免疫应答的生物学意义

细胞免疫应答的意义	说明
抗感染	主要针对胞内寄生病原体，包括某些细菌、病毒、真菌及寄生虫等
抗肿瘤	① CTL 具有特异性杀肿瘤效应 ② 诱导并增强巨噬细胞及 NK 细胞的杀肿瘤效应 ③ 细胞因子直接或间接的杀肿瘤效应
免疫病理作用	Th1 细胞可参与迟发型超敏反应、移植排斥反应、某些自身免疫病的发生和发展

表 12-7　活化 T 细胞的转归

活化 T 细胞的转归	说明
效应 T 细胞的抑制或清除	① Treg 的免疫抑制作用 ② 活化诱导的细胞死亡（凋亡）
记忆 T 细胞的形成和作用	记忆 T 细胞由效应 T 细胞分化而来，是对特异性抗原有记忆能力的长寿 T 细胞

表 12-8　体液免疫与细胞免疫的特点比较

	体液免疫	细胞免疫	
		Th1	CTL
病原体	细胞外微生物	被巨噬细胞吞噬的病原菌	细胞内寄生微生物并在被感染细胞内复制
识别抗原的细胞	B 淋巴细胞	辅助性 T 细胞（Th1）	细胞毒性 T 细胞（CTL）
转移方式	血清（抗体）	细胞（T 淋巴细胞）	细胞（T 淋巴细胞）
效应机制	中和效应 活化补体系统，调理吞噬作用，ADCC	通过分泌细胞因子，活化巨噬细胞和淋巴细胞，增强巨噬细胞的杀菌效应	通过释放穿孔素、细胞因子、诱导靶细胞凋亡等途径杀伤靶细胞、清除病原体

第十三章 B 淋巴细胞介导的特异性免疫应答

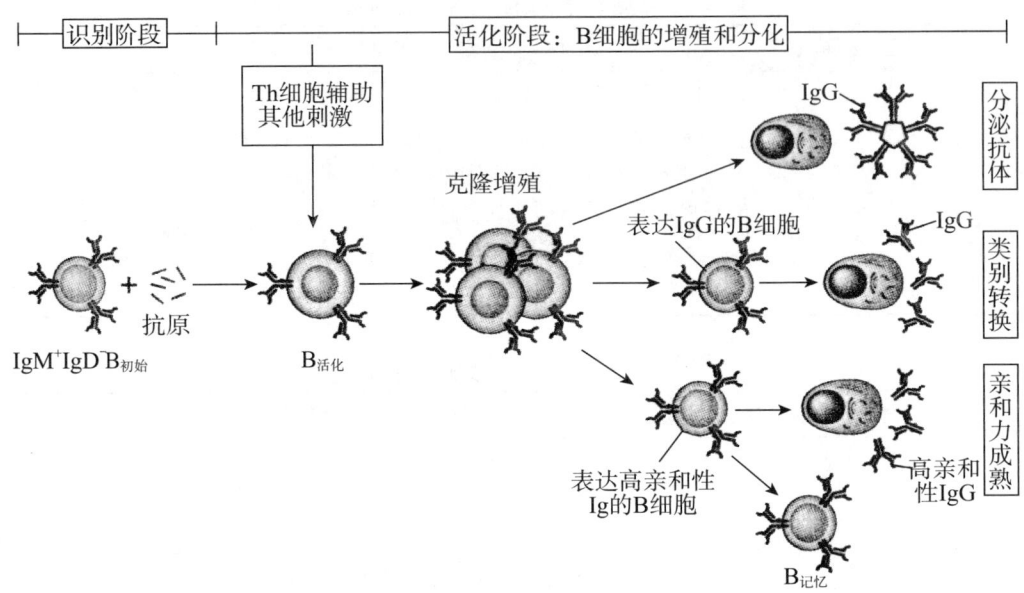

图 13-1 体液免疫应答的各个时相

一、B 细胞对 TD 抗原的免疫应答

B 细胞活化的条件

单识别、双信号，细胞因子促分化。

表 13-1 B 细胞活化的条件

条件	说明
单识别	BCR 识别并结合游离的抗原
双信号	第一信号是 B 细胞的 BCR 识别并结合抗原肽，其抗原刺激信号由 Igα/Igβ 传入细胞内；其受体加强了由 BCR 复合物传导的信号，提高了 B 细胞对抗原刺激的敏感性。第二信号为协同刺激信号，由多种黏附分子对的相互作用所提供，其中最重要的是 CD40/CD40L（Th 细胞）；B 细胞活化需要 Th 细胞的辅助
细胞因子	活化的 T 细胞释放的细胞因子 IL-2、IL-4、IL-5、IL-6 等，协助 B 细胞的进一步分化

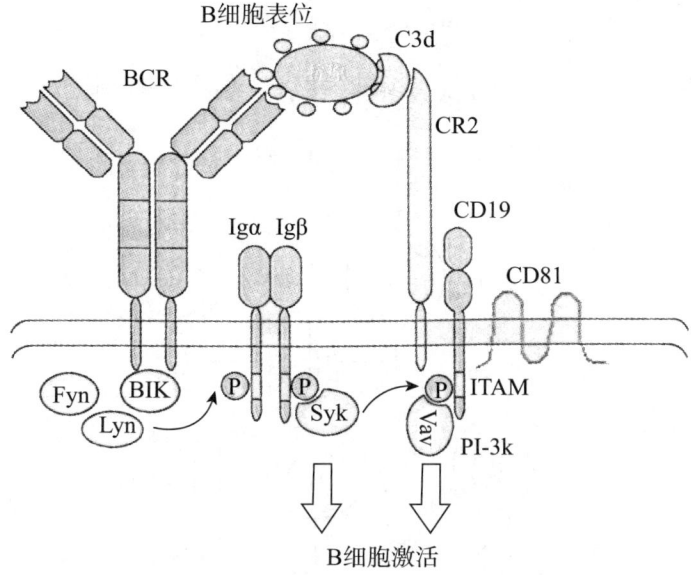

图 13-2　B 细胞的第一活化信号

抗原 -C3d 复合物介导 BCR（与抗原结合）和 BCR 共受体（CD21 与 C3d 结合）交联→ CD19 和 Igα/Igβ 胞质段 ITAM 磷酸化→转导抗原识别信号（第一信号）

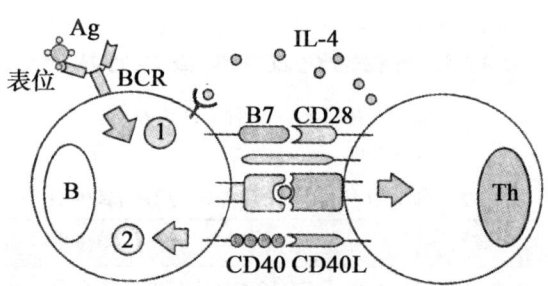

图 13-3　B 细胞的第二活化信号

BCR 特异性结合抗原→抗原被内化、处理→形成 p-MHC → Th 细胞识别 p-MHC 并被激活→ Th 细胞表达 CD40L →与 B 细胞表面 CD40 结合→向 B 细胞提供共刺激信号（第二信号）

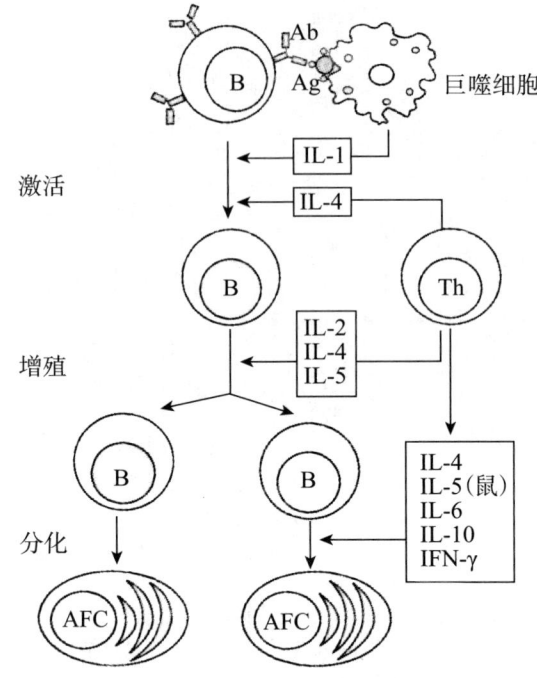

图 13-4 细胞因子参与 B 细胞活化

APC 分泌 IL-1、Th 细胞分泌 IL-4 →参与 B 细胞活化→活化 B 细胞表达 IL-2 受体等多种细胞因子受体→接受 Th 细胞所分泌细胞因子的刺激→B 细胞增殖、分化为抗体形成细胞（AFC）

参与 B 细胞活化及免疫应答的其他分子

B 细活化及应答，多种 CD 需参加。

表 13-2 参与 B 细胞活化及免疫应答的其他分子

	膜分子	作用
B 细胞活化辅助受体	CD19/CD21	形成 CD19/CD21/CD81 复合物，胞浆区与多种激酶结合促进 B 细胞激活
协同刺激分子	CD40	与诱导 B 细胞再次免疫应答及生发中心形成有关
	CD80	CD80/CD8-CD28 增强 T 细胞激活
补体受体	CD86	CD80/CD8-CD152 抑制 T 细胞活化
	CD35	即 CR1 或 C3b/C4b 受体，与相应补体成分结合后促使 B 细胞活化
其他膜分子	CD21	C3d 受体或 EB 病毒受体，并参与免疫记忆

B细胞活化的信号转导过程

BCR被激活，活化酪氨酸激酶，酪氨残基磷酸化，募集活化Syk，胞内信号级联转，转导途径有三条，转录因子被激活，基因表达B活化。

表13-3　B细胞活化的信号转导过程

顺序	说明
①	BCR被多价抗原交联激活
②	活化与Igα/Igβ胞浆区相连的酪氨酸激酶Blk、Fyn或Lyn等
③	ITAM的酪氨酸残基磷酸化，募集并活化Syk
④	活化细胞内信号转导的级联反应
⑤	经PKC、MAPK及钙调蛋白三条途径激活转录因子
⑥	诱导B细胞活化，增殖基因表达

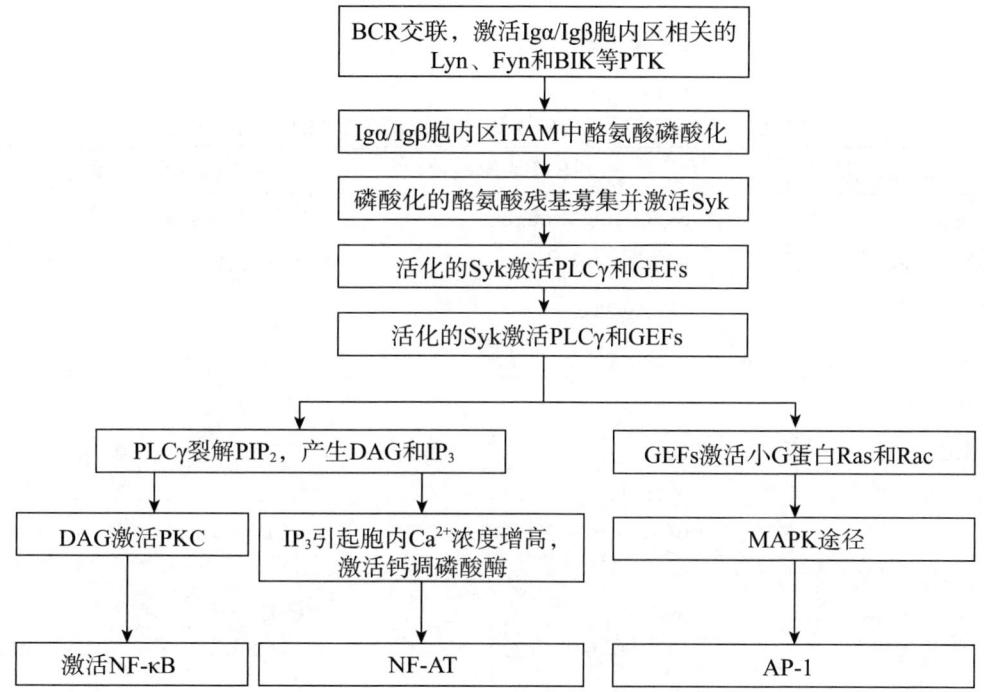

图13-5　B细胞活化的胞内信号转导

B 细胞与 Th 细胞间的相互作用

Th 细胞与 B 细胞，相互协调促应答。

表 13-4 B 细胞与 Th 细胞间的相互作用

B 细胞	Th 细胞
作为抗原提呈细胞活化 T 细胞	辅助 B 细胞对 TD 抗原的应答
①BCR 识别结合 TD-Ag，内化加工成活化抗原肽-MHC-Ⅱ复合物	①表达 CD40L，与 CD40 结合，产生 B 细胞第二信号
②提呈复合物给 Th 细胞，产生 T 细胞活化第一信号	②表达多种细胞因子，如 IL-2、IL-4、IL-6 等，诱导活化的 B 细胞分化和 Ig 产生
③表达 B7 分子，与 CD28 结合，提供 T 细胞活化第二信号	

免疫应答过程中 T 细胞活化和 B 细胞活化的区别

免疫应答过程中，TB 活化有区别。

表 13-5 免疫应答过程中 T 细胞活化和 B 细胞活化的区别

比较项目	B 细胞激活	T 细胞激活
抗原识别受体	BCR（mIgM/mIgD）	TCR（αβ/γ 链）
受体复合物	BCR-Igα/Igβ	TCR-CD3
刺激抗原	TD-Ag/TI-Ag	TD-Ag
识别表位	B 细胞表位	T 细胞表位
APC 处理	不需要	需要
MHC 限制性	无	有
抗原识别	单识别： BCR → B 细胞表位	双识别： TCR → T 细胞表位，MHC
活化双信号： 　信号 1 传导 　信号 2 产生	 Igα、Igβ CD40-CD40L 等	 CD3 分子 CD28-B7 等
细胞因子	IL-2、4、5、6 等	IL-1、2 等
免疫学效应	体液免疫	细胞免疫

二、B 细胞对 TI 抗原的免疫应答

TD、TI-1 与 TI-2 抗原的比较

TD、TI 两相比，生物特征有差异。

表 13-6　TD 抗原和 TI 抗原的异同

	TD 抗原	TI 抗原	
		TI-1 抗原	TI-2 抗原
诱导婴幼儿抗体应答	+	+	−
刺激无胸腺小鼠产生抗体	−	+	+
无 T 细胞条件下的抗体应答	−	+	−
T 细胞辅助	+	−	−
多克隆 B 细胞激活	−	+	−
对重复序列的需要	−	−	+
举例	白喉毒素、结核分枝杆菌的纯蛋白衍生物（PPD）、病毒血凝素	细菌多糖、脂多糖（LPS）、多聚蛋白	肺炎链球菌荚膜多糖、沙门菌多聚鞭毛

三、体液免疫应答产生抗体的一般规律

初次应答诱导长，维持时间为短期，抗体主为 IgM，抗体亲和力较低。
再次应答诱导短，维持时间为长期，抗体主为 IgG，抗体较高亲和力。

初次应答（primary response）

提呈抗原是非 B，所需抗原量较多，潜伏期间比较长，平期抗体浓度低，维持时间比较短，抗体主为 IgM，抗体亲和力较低，无关抗体比较多。

再次应答（secondary response）

提呈抗原是 BC，所需抗原量较少，潜伏期间比较短，平期抗体浓度高，维持时间比较长，抗体主为 IgG，抗体亲和力较高，无关抗体比较少。

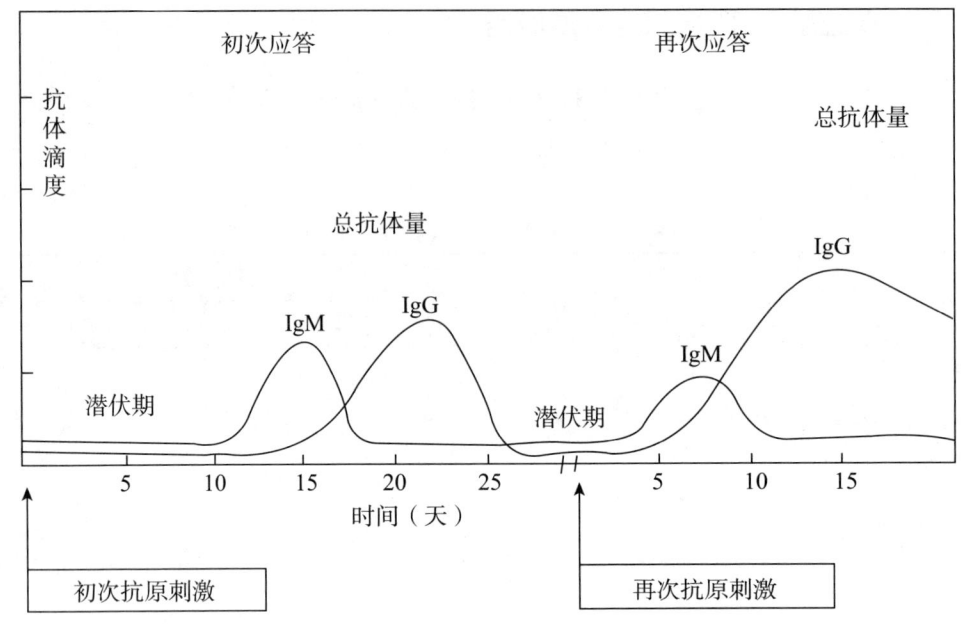

图 13-6 初次及再次免疫应答抗体产生的一般规律

初次免疫应答潜伏期长，以 IgM 为主，抗体维持时间短；再次免疫应答潜伏期短，以 IgG 为主，抗体维持时间较长

表 13-7 初次应答与再次应答的特性比较

特性	初次应答	再次应答
抗原提呈	非 B 细胞	B 细胞
诱发应答抗原剂量	较多	较少
潜伏期	长，5～10 天	短，2～5 天
平台期抗体浓度	较低	较高
维持时间	短	长
抗体类别	IgM 为主	IgG 为主
抗体亲和力	低，不均一	高，均一
无关抗体	多	少

四、B 细胞介导的体液免疫应答的效应

体液免疫主角 B，巨噬 Th 传信息，浆母细胞释抗体，结合抗原促吞噬，激活补体结 KC，抗菌毒素病毒粒，免疫调节能参与，免疫损伤也有份。

表 13-8 体液免疫应答的效应——通过抗体起作用

效应	说明
中和作用	抗毒素能中和毒素,抗体能中和病毒
免疫调节作用	IgG、IgA 以及补体激活产生的 C3b、C4b 能促进吞噬细胞吞噬病原体
激活补体	从而发挥补体的杀菌、溶菌作用
ADCC	即抗体介导的细胞毒作用,介导效应细胞杀伤携带特异性抗原的靶细胞
阻止病原体黏附细胞	可阻止病原体感染细胞
免疫调节作用	活化的 B 细胞产生多种细胞因子,参与调节免疫反应
免疫损伤作用	抗体也能参与超敏反应与自身免疫病、移植排斥反应,促进肿瘤生长等病理过程的发生

第十四章 固有免疫系统及其介导的免疫应答

一、固有免疫系统的组成及功能

(一) 组织屏障及其作用

🌿 机体内的特殊屏障结构

体内屏障有多种，细胞排列较致密，侧面连接较紧密，基膜结构很完整。许多物质难通透，阻断病菌入机体。生物学屏障作用，化学屏障有作用。

表 14-1　组织屏障及其功能

组织屏障	功能
皮肤黏膜屏障	
物理屏障	机械阻挡、排除
化学屏障	分泌杀菌、抑菌物质
微生物屏障	生物拮抗
体内屏障	
血脑屏障	阻止病原体及大分子物质进入脑组织，保护中枢神经系统
血胎屏障	防止母体内的病原体和有害物质进入胎儿体内，保护胎儿免受感染
血胸腺屏障	限制大分子抗原物质进入胸腺，以免影响胸腺功能

🌿 非特异性免疫的构成因素

巨噬单核嗜中性，吞噬抗原是专长。补体干扰溶菌酶，同在体内把 M 抗。

(二) 固有免疫细胞及其作用

固有免疫 C 表面，存在特殊之受体，称模式识别受体，PRR 是其简称。

病原体及其产物，存在特定之结构。能被 PRR 识别，称为 PAMP。

二者特异相结合，免疫应答起反应。

表 14-2　模式识别受体及其识别的病原体相关模式分子

模式识别受体（PRR）	病原体相关模式分子（PAMP）
模式 PRR	
甘露糖受体（MR）	细菌甘露糖、岩藻糖
清道夫受体（SR）	G^+菌磷壁酸、G^-菌脂多糖（LPS）
TLR-2/ TLR-6/ 和 TLR-2/ TLR-1	G^+菌肽聚糖（PGN）、磷壁酸（LTA），细菌和支原体的脂蛋白、脂肽、酵母菌的酵母多糖
TLR-4 与 CD14	G^-菌脂多糖（LPS）、热休克蛋白（HSP）
TLR5	G^-菌的鞭毛蛋白
TLR3（胞内器室膜上）	病毒双链 RNA（dsRNA）
TLR7/TLR8（胞内器室膜上）	病毒或非病毒性单链 RNA（ssRNA）
TLR9（胞内器室膜上）	细菌或病毒非甲基化 CpG DNA
分泌型 PRR	
甘露糖结合凝集素（MBL）	病原体表面的甘露糖、岩藻糖和 N-乙酰葡萄糖胺残基
C 反应蛋白（CRP）	细菌胞壁磷酰胆碱
脂多糖结合蛋白（LBP）	G^-菌脂多糖（LPS）

参与固有免疫的细胞

固有免疫细胞多，中性粒 C 杀细菌，单核吞噬巨细胞，吞噬杀菌能力强，NK、DC、T 细胞，还有 B、T 也参与。

表 14-3　重要的固有免疫及生物学特性

种类	生物学特性
中性粒细胞	①属于小吞噬细胞，其寿命短、数量多、游走迅速 ②具有强的趋化作用和吞噬、杀菌功能，在胞外菌感染中发挥重要作用
单核吞噬细胞	①由血液中的单核细胞和组织中的巨噬细胞组成，属大吞噬细胞，其寿命较长、数量较少、游走缓慢 ②吞噬、杀菌能力强大，主要参与抗胞内菌感染、抗肿瘤 ③加工、提呈抗原，参与适应性免疫应答 ④分泌多种细胞因子，发挥免疫调节作用，参与和促进炎症反应
树突状细胞	①分布广泛，摄取、加工、提呈抗原，启动适应性免疫应答 ②分泌多种细胞因子，参与免疫调节 ③诱导免疫耐受形成

续表

种类	生物学特性
NK 细胞	①不表达特异性抗原识别受体，无 MHC 限制，其表面标志为 TCR⁻、mIg⁻、CD56⁺、CD16⁺ ②无需抗原预先致敏，发挥细胞毒作用杀伤靶细胞，抗病毒，抗肿瘤 ③分泌细胞因子，参与免疫调节
γδT 细胞	①主要分布于肠道、呼吸道及泌尿生殖道等黏膜和皮下组织 ②表达 TCRγδ-CD3 分子，但其 TCR 缺乏多样性 ③主要参与皮肤黏膜局部的早期抗感染
B1 细胞	①主要分布于胸腔、腹腔和肠壁固有层中，具有自我更新能力，寿命长，特异性标志为 CD5⁺、mIgM⁺ ②BCR 缺乏多样性，接受 TI-Ag 刺激，产生 IgM 抗体，无免疫记忆性 ③在机体早期抗感染和维持自身稳定中具有重要作用

单核吞噬细胞系统

巨噬细胞组成系，功能相同名位异[1]：单核细胞游血液，组织细胞在结缔，脑有小胶肺有尘[2]，枯否细胞肝窦里，仍有几处叫通名[3]——淋巴结和骨髓脾。

注释：[1] 单核吞噬细胞的功能相同，但其名称和位置不同。
　　　[2] 巨噬细胞在脑中为小胶质细胞，在肺中称为尘细胞。
　　　[3] 淋巴结、骨髓和脾中的巨噬细胞则通称为巨噬细胞。

表 14-4　巨噬细胞分泌的细胞因子的免疫调节功能

细胞因子	调节功能
IL-1β	①促进 T、B 细胞活化、增殖和分化 ②促进造血干细胞增殖分化
TNF-α	①提高 CTL 表面 MHC-Ⅰ类分子、IL-2R 和 IFN-R 表达水平，促进 CTL 活化、增殖和分化 ②促进肿瘤等靶细胞凋亡
IL-6	①促进 B 细胞增殖分化，诱导成熟 B 细胞分泌抗体 ②促进 T 细胞分化 ③协同其他细胞因子，促进造血干细胞增殖、诱导粒细胞和巨噬细胞成熟
IL-12 及 IL-18	①促进 T 细胞、NK 细胞增殖分化，增强其杀伤活性 ②刺激 T 细胞、NK 细胞产生 IFN，增强机体免疫功能
IL-10	①抑制单核/巨噬细胞、NK 细胞活化 ②抑制巨噬细胞表达 MHC Ⅱ类分子和 B7 等协同刺激分子，降低抗原提呈作用，下调免疫应答

🔖 吞噬细胞

吞噬细胞多功能，中性单核加巨噬。吞噬传递众抗原，首当其冲最积极。

🔖 巨噬细胞表面的 PRR 和其相应的 PAMP

巨噬细胞之表面，PRR 有四类型。多种病原体细胞，PAMP 相对应，二者特异相结合，免疫应答起反应。

表 14-5 巨噬细胞表面的 PRP 和相应的 PAMP

PRR	PAMP	生理功能
甘露糖受体（MR）	多种病原体细胞壁糖蛋白、糖脂分子末端的甘露糖和岩藻糖残基	吞噬作用
清道夫受体（SR）	LPS、磷壁酸、磷脂酰丝氨酸	清除某些病原体和衰老、凋亡细胞
Toll 样受体（TLR）	肽聚糖、磷壁酸、细菌脂蛋白、酵母多糖等	活化细胞内信号传导、诱导产生促炎症细胞因子和 I 型干扰素
TLR4	LPS、磷壁酸、热休克蛋白	同上

🔖 吞噬细胞杀菌系统

吞噬细胞多成分，参与杀菌建功勤。

表 14-6 吞噬细胞杀菌系统

杀菌系统	作用条件或存在部位	作用
酸性 pH	酸性条件	杀菌、抑菌
溶菌酶	溶菌酶	G^+ 菌胞壁肽聚糖
乳铁蛋白	中性粒细胞颗粒	螯合铁离子，抑菌生长
阳离子蛋白	中性粒细胞颗粒、嗜天青颗粒	损伤细胞膜
弹性酶蛋白	中性粒细胞颗粒、嗜天青颗粒	破坏胞壁黏肽

🔖 巨噬细胞氧依赖性杀菌系统及其作用

巨噬细胞被激活，生成多种活性氧，清除杀伤病原体，亦使组织受损伤。

表 14-7　巨噬细胞氧依赖杀菌系统及其作用

途径	产物	作用
反应性氧中间物（ROI）	活性氧离子 超氧离子（O_2^-） 游离羟基（OH^-） 过氧化氢（H_2O_2） 单态氧（$^1O_2$）	通过呼吸爆发激活细胞膜上还原性辅酶Ⅰ/Ⅱ，产生活性氧物质。该物质具有强氧化作用和细胞毒作用，可有效杀灭病原体，同时可造成组织损伤
反应性氮中间物（RNI）	胍氨酸 一氧化氮（NO）	活化的巨噬细胞产生一氧化氮合成酶将精氨酸水解为胍氨酸，释放NO，发挥抗菌、抗肿瘤作用

巨噬细胞的致炎作用和免疫调节作用

巨噬细胞杀病菌，还能致炎调免疫。

表 14-8　巨噬细胞的致炎作用和免疫调节作用

参与分子	功能
致炎作用	
MCP、IL-8、MIP-1α/β	趋化、募集、活化中性粒细胞、淋巴细胞、巨噬细胞参与抗感染
IL-1、IL-6、TNF-α、溶菌酶、胶原酶、白三烯、血小板活化因子等	参与并促进炎症，增强机体抗感染作用；造成组织损伤，参与免疫病理
免疫调节	
IL-1、TFN-γ	上调巨噬细胞表达MHC分子，促进T细胞、B细胞的活化
IL-12、IL-18	激活NK细胞，促进T细胞增殖
IL-10	抑制单核/吞噬细胞和NK细胞活化，抑制巨噬细胞抗原提呈

成熟DC和未成熟DC的生物学特性

成熟未熟两DC，结构功能有差异。

表 14-9　成熟 DC 和未成熟 DC 的生物学特征比较

	未成熟 DC	成熟 DC
分布	全身非淋巴组织，尤其是存在炎性细胞因子和抗原的微环境中	淋巴组织中
细胞膜表面免疫相关分子的表达	高表达 PRR 和调理性受体（FcγR、C3bR） 低表达 MHC-Ⅱ/Ⅰ类分子和协同刺激分子（B7 等）	高表达 MHC-Ⅱ/Ⅰ类分子和协同刺激分子（B7 等） PRR 和调理性受体（FcγR、C3bR）表达下调
作用特点	摄取、加工处理抗原能力强 提呈抗原、激发免疫应答能力弱	提呈抗原、激发免疫应答能力增强 摄取、加工处理抗原能力减弱

表 14-10　树突状细胞的免疫调节功能

细胞因子	调节功能
IL-12	诱导和促使初始 T 细胞分化为 Th1 细胞，增强细胞免疫应答
IFN-α/β	抗感染和免疫调节
IL-10 和 TNF-β	诱导 B 细胞发生 Ig 类别转换，产生 IgA 类抗体
IL-1β	促进 T、B 细胞分化

NK 细胞杀伤靶细胞的机制

NK 接触靶细胞，直接杀伤靶细胞，无需抗原先致敏，作用途径有三条。

表 14-11　NK 细胞杀伤靶细胞的机制

作用途径	杀伤机制
穿孔素/颗粒酶作用途径	穿孔素作用类似于补体的膜攻击复合体（MAC），在靶细胞膜上形成孔道，水、电解质进入细胞内致细胞裂解；颗粒酶也通过孔道进入细胞，激活凋亡相关系统，细胞凋亡
Fas/FasL 途径	活化的 NK 细胞高表达 FasL，与靶细胞表面的 Fas 结合，激活胞浆内的死亡结构域，经 caspase 级联反应，使靶细胞凋亡
TNF-α/TNFR-Ⅰ途径	NK 细胞分泌的 TNF-α 与靶细胞表面的 TNF 受体结合，发挥同 Fas/FasL 途径类似的作用，使靶细胞凋亡

固有样淋巴细胞

固有样的淋巴 C，这类细胞有三种。固有适应两免疫，此类细胞均参与。

表 14-12　固有样淋巴细胞

要点	说明
主要细胞	NKT 细胞、γδT 细胞、B1 细胞
特点	①性质介于适应性免疫细胞和固有免疫细胞之间 ②存在于某些特殊部位 ③其抗原识别受体（TCR 或 BCR）为有限多样性，可直接识别某些靶细胞或病原体所共有的特定表位分子 ④未经克隆扩增条件下，通过趋化募集，迅速活化发生应答，产生免疫效应

其他固有免疫细胞

嗜酸嗜碱肥大 C，Ⅰ型超敏均参与。

表 14-13　嗜酸性粒细胞、嗜碱性粒细胞和肥大细胞膜表面分子及其生物学活性比较

	嗜酸性粒细胞	嗜碱性粒细胞	肥大细胞
膜表面分子			
CD 分子	CD9、CD32、CD116、CD11b、CD35、CD15、CD43、CD24、CD144	CD9、CD17、CD25、CD33、CD38、CD43、CD114、CD154	CD117、CD33、CD2、CD25、CD35、CD63、CD69
补体受体	C3a、C5a、C567	C3a、C5a、C567	C3a、C4a、C5a
趋化因子受体	IL-8、GCP-2、NAP-2、GRO、ECF-A、ENA-78	IL-8、MCP-1、MIP-1、MCP-2、MCP-3、MCP-4、Eotaxin-2、RANTES	MIP-1α、MIP-1β、CCR3
FcεRⅠ	通常不表达	表达	表达
生物学活性			
细胞因子分泌	TGF-α、TGFβ、IL-3、GM-CSF、IL-1α、IL-6、IL-8、TNF-α	IL-4、IL-5、IL-6、TNF-α、IL-12	IL-1、IL-3、IL-4、IL-5、IL-6、IL-8、IL-10、IL-12、IL-13、GM-CSF、TNF、MCP-1、RANTES
免疫功能	①吞噬缓慢，主要是选择性吞噬抗原抗体复合物 ②对寄生虫有杀伤作用 ③参与表皮增生和纤维生成 ④对Ⅰ型超敏反应具有拮抗和调节作用	①介导Ⅰ型超敏反应 ②机体 Th2 类免疫应答重要的触发因素 ③参与机体抗肿瘤免疫应答 ④抗寄生虫免疫应答	①介导Ⅰ型超敏反应 ②可作为 APC 加工、提呈抗原，启动免疫应答 ③促进 T、B 细胞和 APC 的活化 ④具有吞噬功能

（三）固有体液免疫分子及其主要作用

固有免疫分子

细胞因子和补体，溶菌酶和防御素，乙型溶素溶细菌，共同作用来抗菌。

表 14-14　固有免疫分子及其主要作用

种类	主要作用
补体系统	溶菌、溶细胞；调理促吞噬；免疫黏附；促进炎症
细胞因子	免疫调节；抗感染、抗肿瘤；致炎症
防御素	破坏病原体膜屏障，导致其死亡；诱导病原体产生自溶酶，干扰 DNA 和蛋白合成；致炎症、趋化作用
溶菌酶	破坏 G^+ 菌细胞壁，杀菌
乙型溶素	作用于 G^+ 菌细胞膜，引起非酶性破坏效应

参与天然免疫的细胞因子

天然免疫系统中，细胞因子也参与，TNF 白介素，趋化因子干扰素。

表 14-15　参与天然免疫的主要细胞因子及生物活性

细胞因子名称	主要来源	主要生物效应
TNF-α	巨噬细胞、T 细胞	激活血管内皮细胞和中性粒细胞，致热，诱导肝急性期反应，诱导细胞凋亡
IL-1	巨噬细胞、内皮细胞、某些上皮细胞	激活血管内皮细胞，致热，诱导肝急性期反应
趋化因子	巨噬细胞、内皮细胞、T 细胞、成纤维细胞、血小板	趋化细胞的迁移
IL-12	巨噬细胞，树突状细胞	激活 NK 细胞，促进 IFN-γ 分泌和 NK 细胞活性；促进 Th1 分化激活巨噬细胞，促进抗体产生
IFN-γ	NK 细胞、T 细胞	激活巨噬细胞，促进抗体产生
IFN-α/β	巨噬细胞/成纤维细胞	抗病毒，促进 MHC Ⅰ 表达，增强 NK 活性
IL-10	巨噬细胞、T 细胞	抑制 IL-12 产生，抑制 MHC-Ⅱ 和共刺激分子的表达
IL-6	巨噬细胞、内皮细胞、T 细胞	诱导肝急性期反应，促进抗体形成细胞的增殖
IL-15	巨噬细胞、其他免疫细胞	促进 NK 细胞和 T 细胞增殖
IL-18	巨噬细胞	促进 NK 细胞和 T 细胞 IFN-γ 的合成

二、固有免疫应答及其与适应性免疫应答的关系

📖 固有免疫应答的作用时相

固有免疫作用快，作用可分三阶段。

表 14-16　固有免疫应答的作用时相

	即刻阶段	诱导阶段	适应性免疫应答启动阶段
时间	感染后 0～4h	感染后 4～96h	感染 96h 后
参与物质	组织屏障，吞噬细胞，补体	巨噬细胞、B1 细胞、NK 细胞、NKT 细胞、γδT 细胞	巨噬细胞、树突状细胞
作用	①理化屏障、生物屏障 ②中性粒细胞浸润、活化 ③吞噬细胞吞噬杀伤 ④旁路途径激活补体	①巨噬细胞募集、活化、吞噬、杀菌能力增强 ②炎症介质释放 ③补体进一步活化 ④激活 B1 细胞，产生 IgM 类抗菌抗体 ⑤NK 细胞、NKT 细胞、γδT 细胞活化，发挥抗病毒、抗胞内菌感染	①巨噬细胞、树突状细胞协同刺激分子上调 ②巨噬细胞、树突状细胞加工、提呈抗原

📖 固有免疫应答和适应性免疫应答的特点

固有免疫早而快，作用没有特异性。识别受体为模式，没有记忆耐受性。
适应免疫作用迟，作用具有特异性，识别受体有特异，还有记忆耐受性。

表 14-17　固有免疫应答和适应性免疫应答的特点

	固有免疫应答	适应性免疫应答
主要参与的免疫细胞	黏膜上皮细胞、吞噬细胞、树突状细胞、NKT 细胞、γδT 细胞、B1 细胞	αβT 细胞、B2 细胞
主要参与的免疫分子	补体、细胞因子、抗菌肽和酶类物质、穿孔素、颗粒酶、FasL	特异性抗体、细胞因子等，穿孔素、颗粒酶、FasL
作用时相	感染发生即刻～96h	感染 96h 后
识别受体	模式识别受体、调理性受体泛特异性	TCR、BCR 高度特异性
作用特点	无细胞的增殖分化，一经识别迅速发挥免疫作用；无免疫记忆性，不发生再次应答；对多种病原体均有一定的防御能力	TCR 识别 MHC-抗原肽复合物；BCR 识别 B 表位，T、B 细胞活化、增殖、分化为效应淋巴细胞后发挥免疫作用；有免疫记忆性，可发生再次应答；可清除病原体，在防止再感染中起主导作用
维持时间	较短	较长

固有免疫与适应性免疫的关系

固有适应两免疫,二者之间关系密,固有启动适应性,影响后者之类型,协助适应性免疫,共同完成免疫功。

表 14-18　固有免疫与适应性免疫的关系

关系	说明
启动适应性免疫	DC 和巨噬细胞等摄取、加工处理抗原,并将抗原的信息传递给 T 淋巴细胞(TL),启动适应性免疫应答,且 DC 能显著刺激初始 TL 的增殖活化,是适应性免疫应答的始动者
影响适应性免疫应答的类型	固有免疫细胞识别不同的病原体,产生不同类型的细胞因子,诱导 Th0 细胞向不同方向分化,介导不同免疫应答类型的出现
协助适应性免疫发挥效应作用	补体、吞噬细胞、NK 细胞等协助抗体清除靶抗原;致敏 T 细胞通过释放细胞因子,活化巨噬细胞发挥细胞免疫功能

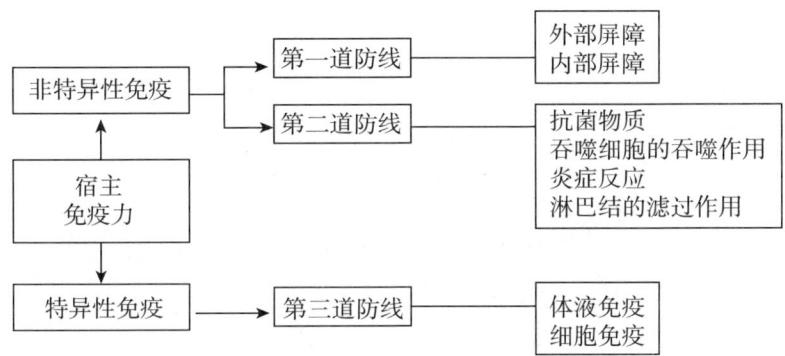

图 14-1　固有免疫与适应性免疫的协同作用

固有免疫的生物学意义

固有免疫有作用,防御感染最积极。机体自稳能维护,适应免疫亦参与。

表 14-19　固有免疫的生物学意义

意义	说明
参与抗感染	在抗感染中发挥重要作用
参与机体自稳	死亡或受损伤细胞释放损伤相关分子模式(DAMP)可诱发炎症反应,有助于清除细胞碎片,诱导和促进组织恢复
参与适应性免疫应答	①参与适应性免疫应答的启动 ②影响免疫应答的强度与类型 ③影响 B 细胞记忆,阴性选择和自身耐受

表 14-20　固有免疫与疾病

固有免疫与疾病	说明
固有免疫与肿瘤	各类固有免疫细胞均有一定抗肿瘤效应
固有免疫与移植排斥	TLR2 与 TLR4 激动剂或配体可介导急性移植排斥反应，或打破已建立的移植耐受
固有免疫与炎症性疾病	固有免疫诱发的轻度持续性炎症可参与动脉硬化、哮喘等疾病的发生

第十五章 免疫耐受

免疫耐受

某种抗原未刺激,机体不应无抗体。有益抗原耐受好,有害抗原则不利。

免疫耐受的特点

免疫耐受有特点:特定抗原无应答,或者应答反应低,其他抗原仍应答。
抗原特异可诱导,非遗传性可转移[1]。免疫抑制则不同,所有抗原不答理。

注释:[1] 免疫耐受具有抗原特异性、可诱导性、可转移性和非遗传性等特点。

表 15-1 免疫耐受和免疫抑制的比较

	免疫耐受	免疫抑制
直接原因	特异性免疫细胞被清除或不能被活化	免疫活性细胞发育缺损或增殖分化障碍
产生条件	可为先天形成或后天获得,前者发生于免疫功能未成熟时,后者则多见于免疫力减弱或抗原性状改变时	先天性免疫缺损或药物、射线等人为产生
特异性	高	低
临床应用	实验性预防或治疗阶段	已用于超敏反应、自身免疫病和抑制排斥的治疗或与预防
合并症	无	感染或肿瘤

一、免疫耐受的形成和表现

胚胎期及新生期,接受抗原可耐受。后天特定条件下,免疫耐受也可有。

表 15-2 免疫耐受的形成及表现

免疫耐受的形成和表现	说明
胚胎期及新生期接触抗原所致的免疫耐受	
胚胎期嵌合体形成中的耐受	是在胚胎期接触同种异型抗原所致的免疫耐受
在胚胎期人工诱导的免疫耐受	在胚胎发育期,不成熟的自身免疫应答细胞接触自身抗原后会发生克隆清除,从而形成对自身抗原的耐受
后天接触抗原导致的免疫耐受	

续表

免疫耐受的形成和表现	说明
抗原因素	
抗原剂量	①低带耐受：抗原剂量太低，不足以激活 T、B 细胞 ②高带耐受：抗原剂量太高，诱导应答细胞凋亡，或诱导调节性 T 细胞活化，抑制免疫应答
抗原类型及剂型	天然可溶性蛋白单体免疫机体易致耐受；而蛋白聚体或抗原联合佐剂使用，则不易产生耐受
抗原免疫途径	静脉注射及口服易致全身的免疫耐受，属"耐受分离"现象
抗原持续存在	单纯被自身抗原反复刺激的特异性应答 T 细胞，易发生活化后凋亡，可引起对自身抗原的特异耐受
抗原的表位特点	某些天然抗原含有的抗原表位可诱导 Treg 细胞活化，引起免疫耐受
抗原变异	可使原有的免疫力失效；可能产生模拟抗原表位，在与 TCR 或 BCR 结合时，不能产生活化的第一信号，可致免疫耐受
机体方面的因素	机体免疫系统发育成熟（年龄及发育阶段）、免疫功能状态、遗传背景等均可影响免疫耐受

低带耐受与高带耐受之比较

抗原剂量有大小，参与细胞有异同。耐受形成有快慢，时间长短不相同。

表 15-3 低带耐受与高带耐受的特征比较

	低带耐受	高带耐受
诱导抗原	小剂量 TD-Ag	大剂量 TD-Ag 或 TI-Ag
参与细胞	T 细胞	T 细胞、B 细胞
耐受形成速度	快（1 天）	慢（8~15 天）
耐受持续时间	长（120~1351 天）	短（40~50 天）

T 细胞和 B 细胞免疫耐受的比较

T 细胞和 B 细胞，免疫耐受有差异，已经列表做对比，基本要点应记清。

表 15-4　T 细胞、B 细胞免疫耐受的特点

	T 细胞	B 细胞
耐受形成	较易	较难
耐受诱导期	较短（1～2 天）	较长（约 70 天）
耐受维持时间	较长（数月）	较短（数周）
所需抗原	较少（低带耐受）	很大（高带耐受）
TD 抗原		
高剂量	可耐受	可耐受
低剂量	可耐受	不耐受
TI 抗原		
高剂量	不耐受	可耐受
低剂量	不耐受	不耐受
诱导抗原种类	TD 抗原、不加佐剂的可溶性蛋白抗原	TD 和 TI 抗原、某些多聚体
克隆清除发生部位	胸腺	可能在骨髓、外周
主要耐受	克隆清除	克隆清除
机制	缺乏共刺激分子致克隆失能	抑制 sIgM 表达致克隆失能

影响免疫耐受的因素

影响耐受因素多，抗原机体两方面。抗原剂量与类型，抗原免疫之途径，存在耐受原表位，抗原变异成模拟。胚胎期易诱耐受，免疫抑制易诱导，动物种属和品系，免疫耐受有差异。

表 15-5　影响免疫耐受的因素

因素	说明
抗原因素	①抗原剂量：低带耐受、高带耐受 ②抗原类型：蛋白单体易诱导耐受 ③抗原免疫途径：静脉及口服易诱导全身耐受 ④抗原耐受原表位存在 ⑤抗原变异，形成模拟抗原
机体因素	①免疫系统发育程度，胚胎期最易诱导耐受 ②动物种属和品系 ③机体生理状态，处于免疫抑制状态时易诱导耐受

二、免疫耐受的机制

免疫耐受的机制（1）——中枢耐受

中枢耐受之形成：克隆清除或无能。

表 15-6 免疫耐受的机制（1）——中枢耐受

中枢耐受的机制	说明
克隆清除（阴性选择）	①T细胞：TCR与胸腺微环境基质细胞表达的自身抗原肽-MHC分子复合物呈高亲和力结合的细胞凋亡 ②B细胞：未成熟B细胞的mIgM在骨髓中与自身抗原呈高亲和力时，发生凋亡
克隆无能	体内外周免疫器官表达组织特异性抗原，在骨髓及胸腺基质细胞不表达，故对这些组织特异性自身抗原应答的T及B细胞克隆可发育成熟，输送至外周，但处于克隆无能或克隆不活化状态

免疫耐受的机制（2）——外周耐受

外周耐受基质多，克隆清除及忽视；克隆不能无活化，细胞因子也参与；
信号转导出障碍，反馈调控有缺陷；抗原隔离不暴露，免疫反应不引起；
免疫调节之细胞，参与耐受起作用。

表 15-7 免疫耐受的机制（2）——外周耐受

外周耐受的机制	说明
克隆清除及免疫忽视	①克隆清除：在外周，对外周组织特异性自身抗原应答的T、B细胞克隆，对该自身抗原高亲和力，自身抗原浓度高，经APC提呈，致T细胞克隆清除 ②免疫忽视：在外周，T细胞对组织特异性自身抗原亲和力低，或自身抗原浓度低，不足以活化T细胞，则自身免疫应答T细胞克隆与组织特异性抗原共存
克隆无能及不活化	可由多种原因所致
免疫调节细胞的作用	自然调节T细胞，经细胞间直接接触，抑制$CD4^+$ T 及 $CD8^+$ T细胞的免疫应答；适应性调节T细胞，分泌某些细胞因子，抑制DC成熟，诱导耐受，并抑制Th1和CTL细胞的功能
细胞因子的作用	IL-7及B细胞活化因子分别作用于对自身抗原低应答的T及B细胞，使其得以存活，如细胞因子分泌过多，则自身反应淋巴细胞增殖过度，可引起自身免疫病
信号转导障碍	免疫应答具有负反馈调节，如负性调控信号缺陷，不能产生免疫耐受，可致自身免疫病
免疫隔离部位的抗原在生理条件下不引起免疫应答	脑、眼的前房、胎盘为免疫隔离部位。由于： ①生理屏障使免疫效应细胞等不能随意进出这些部位 ②抑制性细胞因子抑制Th1类细胞功能 ③PD-1（程序性死亡受体1）的负性调控作用

三、免疫耐受与临床医学

建立免疫耐受

器官移植建耐受,可以存活移植物;治疗自身免疫病,免疫耐受应恢复,建立耐受方法多,临床正在研究中。

表 15-8 诱导(建立)免疫耐受

诱导免疫耐受措施	说明
口服或静脉注射抗原	口服免疫原,可建立全身免疫耐受,静脉注射供者的血细胞,能建立一定程度的免疫耐受,延长移植器官的存活
使用可溶性抗原或自身抗原肽的拮抗肽	可阻断抗原肽与相应 T 细胞及 B 细胞的 TCR 及 BCR 结合,抑制诱导免疫应答
阻断共刺激信号	可诱导出对多种抗原的耐受
诱导免疫偏离	可抑制 Th1 和 Th17 细胞的分化和功能
移植骨髓或胸腺	可建立或恢复免疫耐受
过继输入抑制性免疫细胞	有利于免疫耐受的建立

打破免疫耐受

免疫耐受被打破,免疫应答得恢复,抗感染,抗肿瘤,免疫治疗建奇功。

表 15-9 打破免疫耐受

打破免疫耐受的措施	说明
阻断免疫抑制分子	可用于肿瘤的免疫治疗
激活共刺激信号	可增强抗原特异性 T 细胞的应答
减少 Treg 的数量或抑制 Treg 的功能	可增强免疫应答
增强 DC 的功能	可打破免疫耐受
合理使用细胞因子及其抗体	可用于治疗肿瘤等疾病

第十六章 免疫调节

一、概述

免疫反应须适当，过与不及均不利，多种层次来调节，恰到好处利机体。

感知内环境的不稳定 → 通过不同机制调节免疫应答的强度 → { 恢复内环境的稳定 / 调节失当引起疾病

↑ 通过免疫干预

图 16-1　免疫调节的过程

表 16-1　免疫系统感知的信息

免疫系统感知的信息	说明
免疫分子的"量变与质变"	可感知抗原剂量、抗体水平、抗原与抗体浓度比例的变化
免疫细胞克隆的"量变"	免疫细胞克隆扩增过度，可启动活化诱导的细胞凋亡（AICD）等机制而维持免疫自稳
配体与受体间亲和力	免疫系统可感知亲和力差异而调节应答

负调节机制的主导作用

负性调节起主导，维持自稳立功劳。

表 16-2　负调节机制起主导作用

负调节	说明
作用机制	
调节免疫效应分子的代谢	免疫效应分子发挥作用后可被即时清除
调节蛋白的作用	多数发挥负调节作用
反馈性调节免疫分子表达	细胞因子信号转导抑制蛋白（SOCS）基因活化，可下调细胞因子表达
调解性受体的作用	有激活型受体和抑制性受体，通常后者发挥主导作用
调控特异性细胞克隆扩增	通过 AICD、独特型网络等机制，可有效遏制少数特异性克隆的过度扩增
意义——维持免疫自稳态	
维持自身耐受	负调节机制起关键作用
维持适度的免疫应答	过强的免疫应答损害机体，适时启动负调节机制，可恢复免疫清除

二、基因水平的免疫调节

免疫细胞和分子，均受基因来调控。

表 16-3　基因水平的免疫调节

基因	免疫调节作用
MHC 基因	对 T 细胞的免疫调节作用： ①调节 T 细胞的发育 ② T 细胞对抗原的识别 ③在群体水平对免疫应答的调节 对 B 细胞的免疫调节作用：B 细胞对 TD 抗原的应答，有赖于 Th 细胞的辅助作用，Th 细胞和 B 细胞间复杂的相互作用同样受基因调控，即 T、B 细胞须为同一 MHC 基因型
非 MHC 基因	某些非 MHC 基因也可直接或间接调节机体的免疫应答（通过控制免疫相关分子的表达）

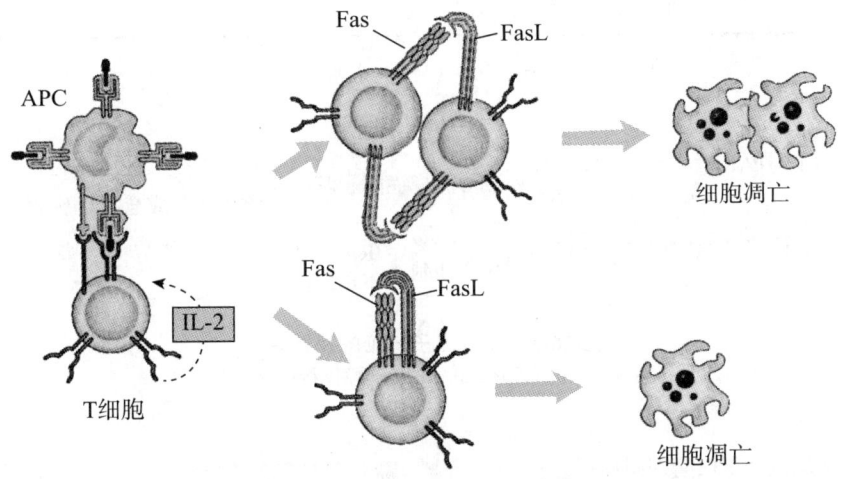

图 16-2　活化诱导的细胞凋亡（AICD）的调节作用

T 细胞活化→高表达 FasL →与自身或旁邻（活化的）T 细胞表面 Fas 结合→介导活化的 T 细胞凋亡→控制特异性 T 细胞克隆数量→维持免疫平衡

三、分子水平的免疫调节作用

免疫分子参免疫，免疫调节亦参与。

表 16-4　分子水平的免疫调节

参与免疫的分子	调节免疫作用
抗原	抗原的特性影响免疫调节，抗原质和量发生改变可影响和调节免疫应答类型和强度；不同抗原之间也可能有竞争性调节，结构相似的抗原可相互干扰特异性免疫应答作用
抗体	抗体通过抗原封闭及受体交联的直接作用，主要表现为对免疫应答的负调节作用，还可通过调理作用、激活补体和形成抗原抗体复合物间接发挥免疫调节作用
炎症因子分泌的反馈调节	炎症因子分泌引起炎症反应，清除病原体；抑制介质释放则终止炎症反应（图 16-3）
免疫复合物	可发挥正向和负向免疫调节作用
补体	活化的补体可介导调理作用；补体介导炎症可上调或下调免疫应答；补体调节蛋白可调节补体的效应（图 16-4）
免疫细胞表面受体	受体被激活后，可启动免疫细胞活化或抑制过程
细胞因子	在免疫应答的识别和激活阶段，细胞因子可刺激免疫活性细胞的增殖；在免疫应答的致敏阶段，细胞因子刺激免疫细胞对抗原清除；有些细胞因子具有免疫抑制活性

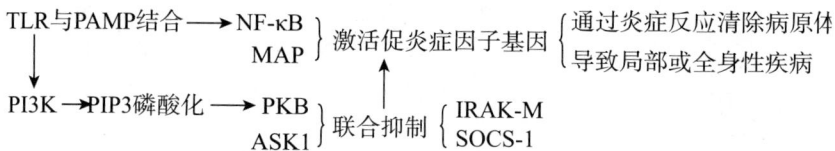

图 16-3　炎症因子分泌的反馈调节
TLR，Toll 样受体；PAMP，病原体相关分子模式

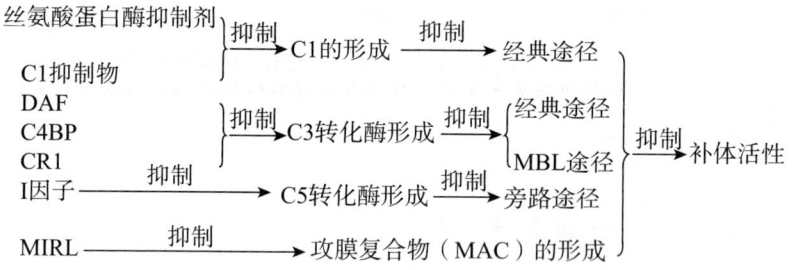

图 16-4　补体调节蛋白对补体效应的调节

免疫细胞的调控受体

免疫细胞受调控，通过受体起作用。

表 16-5　各种免疫细胞的调控受体

免疫细胞	调控受体	作用机制
T 细胞	激活性受体 CD28 抑制性受体 CTLA-4 和 PD-1	T 细胞活化，CTLA-4 和 CD28 竞争结合 B7，产生抑制信号
B 细胞	激活性受体为膜型 IgM 和 IgD 抑制性受体包括 FcγR Ⅱ-b	过剩的抗抗体一侧和 BCR 结合，另一侧结合 FcγR Ⅱ-b 产生抑制信号
NK 细胞	NCR 和 CD16 KIR：属免疫球蛋白超家族 KLR：为 CD94/NKG2A 免疫球蛋白样转录体（ILT）	KIR 与靶细胞的 MHC 分子结合从而抑制活化信号的转导
肥大细胞	FcγR Ⅱ-b	抑制性受体与激活性受体交联，产生抑制信号
γδT 细胞	激活性受体是由病原体的磷酸代谢物和宿主细胞应激性上调表达的蛋白质分子	抑制性受体为 CD94/NKG2A

四、细胞水平的免疫调节

免疫细胞参免疫，免疫调节亦参与。

表 16-6　细胞水平的免疫调节

免疫细胞	调节免疫作用
抗原提呈细胞（APC）	APC 表达的 MHC 分子和共刺激分子是参与抗原提呈的关键分子。APC 通过调节 MHC 分子和共刺激分子表达，可有效调节免疫应答
T 细胞	Treg、Th1、Th2 等 T 细胞是重要的免疫调节细胞，可发挥正负两方面调节作用
B 细胞	①作为抗原提呈细胞，在免疫应答启动和识别阶段参与调节应答 ②在抗原刺激下产生应答，分泌抗体，参与免疫调节
NK 细胞	是参与免疫监视和早期抗感染的主要效应细胞，同时对 T 细胞、B 细胞、骨髓干细胞等均有调节作用
细胞凋亡的免疫调节作用	可正（负）反馈调节免疫应答，增强（降低）机体对抗原的应答水平

调节性 T 细胞

两类调节性 T 细：自然调节适应性，作用方式不相同，生理功能有差异。

表 16-7 两类主要的调节性 T 细胞

特点	自然调节性 T 细胞	适应性调节性 T 细胞
诱导部位	胸腺	外周
CD25 表达	+++	-/+
转录因子 Foxp3	+++	+
抗原特异性	自身抗原（胸腺中）	组织特异性抗原和外来抗原
发挥效应作用的机制	细胞接触为主	分泌细胞因子为主
功能	抑制自身反应性 T 细胞介导的病理性应答	抑制自身损伤性炎症反应，阻遏病原体和移植物引起的病理性免疫应答
举例	$CD4^+CD25^+$ T 细胞	$CD4^+$ 的 Tr1 和 Th3

Th1 和 Th2 的比较

辅助 T 细 2 和 1，免疫调节有差异。

表 16-8 Th1 和 Th2 的比较

特点	Th1	Th2
表达的细胞因子	IFN-γ、IL-2 和 LT 等	IL-4、5、6、9、10、15 等
主要生物学功能	①直接杀伤抗原细胞 ②活化杀伤性细胞 ③辅助 B 细胞产生抗体 ④激活单核/巨噬细胞	①诱导单核细胞向巨噬细胞转化对 CTL 和 NK 负调节 ②辅助 B 细胞产生抗体 ③激活嗜酸性细胞、嗜碱性细胞和肥大细胞
调节因素	①结核分枝杆菌、丙肝病毒、衣原体 ② IL-12、IFN-γ、IFN-α ③ STAT-4、转录因子 T-bet、ERM、遗传背景、激素	①蠕虫 ② IL-4、IL-13、IL-14、STAT-6、GATA-3、cMaf、遗传背景、激素

五、独特型网络的免疫调节

抗原刺激产生抗体，抗体中有独特位，诱导产生抗抗体，抗体称为独特型，级联反应成网络，调节免疫维自稳，研制疫苗有意义，还可治疗某些病。

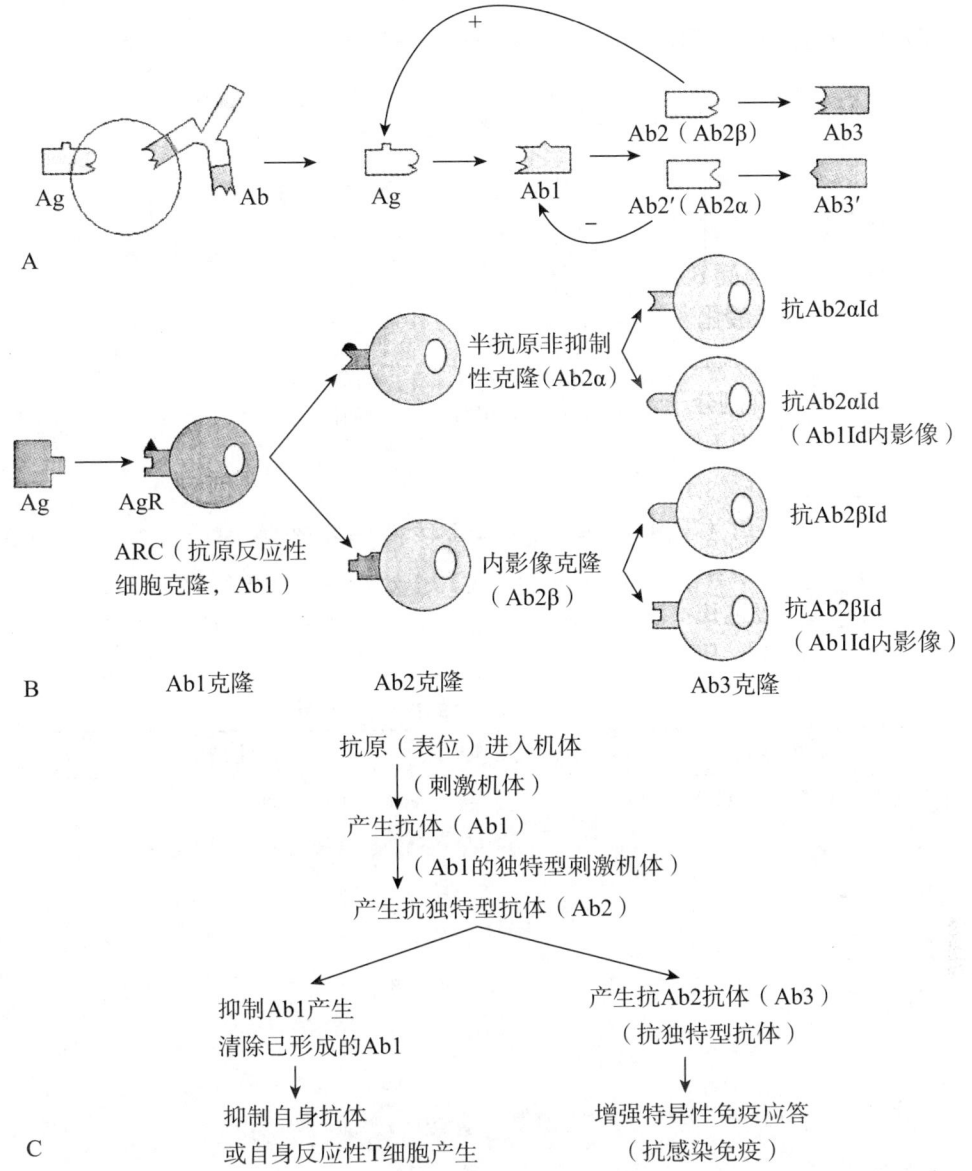

图 16-5 独特型网络及免疫调节

A. 独特型-抗独特型抗体网络：抗原刺激机体产生特异性抗体（Ab1）→ Ab1Fab 段的独特型作为抗原（表位）→诱生抗独特型抗体（Ab2）→ Ab2 诱生 Ab3→级联反应；该网络中，Ab2α→封闭 Ab1，而 Ab2β（抗原内影像）→模拟抗原→增强和放大抗原的免疫效应；B. 独特型-抗独特型细胞网络；C. 独特型网络的形成及其应用

六、整体水平的免疫调节

自主神经内分泌，均可调节免疫系。

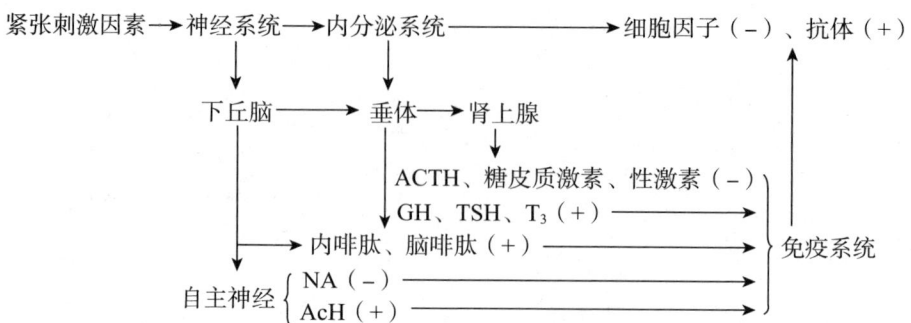

图16-6 神经-内分泌-免疫调节系统
+表示兴奋或刺激作用；-表示抑制作用

免疫细胞产生的神经内分泌肽

神经系统释递质，内分泌腺泌激素，都能作用免疫系，免疫系统受调节。
免疫系统能分泌，产生神经调节肽，免疫神经内分泌，形成网络互调控。

表16-9 免疫细胞产生的神经内分泌肽

名称	产生细胞
促肾上腺皮质激素（ACTH）	淋巴细胞和巨噬细胞
生长抑素	单核细胞、肥大细胞、中性粒细胞
脑啡肽	辅助性T细胞
精氨酸升压素（AVP）	胸腺上皮细胞
内啡肽	淋巴细胞、巨噬细胞
生长激素（GH）	淋巴细胞
生乳素	淋巴细胞
催产素	胸腺上皮细胞
绒毛膜促性腺激素	T细胞
血管活性肠肽（VIP）	单核细胞、肥大细胞、中性粒细胞
促甲腺激素（TSH）	胸腺上皮细胞、T细胞

表 16-10 免疫细胞产生的神经 - 内分泌激素

免疫细胞	免疫细胞释放的神经内分泌激素
T 细胞	ACTH、β- 内啡肽、TSH、GH、催乳素、胰岛素样生长因子 I
B 细胞	ACTH、β- 内啡肽、GH、胰岛素样生长因子 I
巨噬细胞	ACTH、β- 内啡肽、GH、胰岛素样生长因子 I、P 物质
脾细胞	黄体生成素、卵泡刺激素（FSH）、生长激素释放激素（GRH）
胸腺细胞	GRH、促性腺激素释放激素（GnRH）、抗利尿激素（ADH）、催产素（oxytocin）

神经内分泌对免疫的调控效应

神经 - 体液调免疫，有的增强有的抑。

表 16-11 神经内分泌对免疫的调控效应

因子	基本作用	具体效应
糖皮质激素	抑制	抗体、细胞因子的生成，NK 细胞活性
儿茶酚胺	抑制	淋巴细胞增殖
β- 内啡肽	增强 / 抑制	抗体生成，巨噬细胞、T 细胞的活性
血管升压素	增强	T 细胞增殖
促肾上腺皮质激素	增强 / 抑制	抗体、细胞因子的生成，NK、巨噬细胞的活性
生长激素	增强	抗体生成，巨噬细胞激活
雄激素	抑制	淋巴细胞转化
雄激素	增强	淋巴细胞转化
生长激素释放激素	增强	细胞因子生成

七、群体水平的免疫调节

BCR 与 TCR，群体水平多样性，MHC 有多态性，群体水平调免疫。

表 16-12 群体水平的免疫调节（免疫应答的遗传控制）

	免疫调节作用
BCR 与 TCR 库多样性	由于 TCR 和 BCR 库的多态性，使不同种群或群体对不同抗原的应答及其强度各异，是产生免疫应答特异性的分子基础，也是在群体水平显示免疫调节的遗传学机制
MHC 多态性	由于 MHC 具有高度多态性，从而在群体水平实现对免疫应答的调控

两类免疫应答的调节机制

固有适应两免疫,调节机制有差异。

表 16-13 免疫应答的调节机制

免疫应答类型	调节机制
固有免疫应答	①炎症因子的反馈调节 ②SOCS 蛋白的调控 ③补体调节蛋白的调节
适应性免疫应答	①抑制性受体介导的调节 ②调节性 T 细胞参与的调节 ③抗独特型淋巴细胞克隆的调节 ④免疫 - 内分泌 - 神经系统的调节 ⑤活化诱导的细胞死亡对效应功能的反馈调节

注释:SOCS 蛋白:细胞因子信号转导抑制蛋白。

第十七章 超敏反应

一、Ⅰ型超敏反应

参与Ⅰ型超敏反应的主要成分

参与成分三类型：相应变应原为一，二为免疫蛋白E，发挥作用经受体；组织细胞有三种，嗜酸嗜碱肥大C。

表17-1 参与Ⅰ型超敏反应的主要成分

主要成分	说明
变应原	
某些药物或化学物质	如青霉素、磺胺、普鲁卡因、有机碘化物等
吸入性变应原	如花粉颗粒、尘螨排泄物、真菌菌丝及孢子、昆虫毒液、动物皮毛等
食物变应原	如奶、蛋、鱼虾、蟹贝等食物蛋白质或部分肽类物质
某些酶类物质	如枯草菌溶素可引起支气管哮喘
IgE及其受体	
IgE	针对某些变应原的特异性IgE抗体是引起Ⅰ型超敏反应的主要因素。IgE可通过其Fc段与肥大细胞和嗜碱性粒细胞的FcεRⅠ结合，使机体处于致敏状态
IgE受体	有两种特异性与IgEFc结合的受体，即FcεRⅠ和FcεRⅡ，前者为高亲和性受体，后者为低亲和性受体
组织细胞	
肥大细胞和嗜碱性粒细胞	两种细胞表面均有FcεRⅠ，胞质中含有嗜碱性颗粒，颗粒中储存有肝素、白三烯、组胺、嗜酸性粒细胞趋化因子等生物活性介质
嗜酸性粒细胞	被激活时可释放多种生物活性介质，可杀伤寄生虫和病原微生物；嗜酸性粒细胞对Ⅰ型超敏反应有一定的抑制作用

参与Ⅰ型超敏反应的主要介质

参与介质有多种，引起临床多病症，有的预先已生成，有的临时新合成。

表 17-2　参与 I 型超敏反应的主要介质

合成方式	介质名称	主要效应
预合成	组胺	血管舒张、通透性增加，平滑肌收缩，腺体分泌增加
预合成	激肽原酶	作用于激肽酶→缓激肽等，缓激肽致平滑肌收缩，血管舒张、通透性增加
预合成	嗜酸性粒细胞趋化因子	趋化嗜酸性粒细胞
新合成	白三烯（LTs）	使支气管平滑肌强烈而持久地收缩，血管舒张，腺体分泌增加
新合成	前列腺素 D2（PGD$_2$）	支气管平滑肌收缩，血管舒张、通透性增加
新合成	血小板活化因子（PAF）	凝集和活化血小板使之释放血管活性胺类物质
新合成	细胞因子（TNF-α、IL-4、IL-13、IL-3、IL-5、IL-8 等）	介导不同的生物学效应，如促进 Th2 应答，促进 IgE 抗体产生，促进肥大、嗜碱性粒、嗜酸性粒等细胞活化、增殖、趋化等

I 型超敏反应发生的机制

I 型来自 IgE，肥大细胞放介质，扩张血管多分泌，强烈收缩平滑肌。

参与 I 型超敏反应的免疫细胞

肥大细胞 B 与 E，生理特性各相异。

表 17-3　肥大细胞、嗜碱性粒细胞（B）、嗜酸性粒细胞（E）的特性

特性	肥大细胞	嗜碱性粒细胞	嗜酸性粒细胞
来源	CD34$^+$ 髓样祖细胞	CD34$^+$ 髓样祖细胞	CD34$^+$ 髓样祖细胞
主要成熟部位	结缔组织	骨髓	骨髓
血液循环中细胞数量	–	占血液白细胞的 0.5%	占血液白细胞的 0.5%
成熟细胞从血液循环进入结缔组织	–	+	+
成熟细胞主要存在部位	结缔组织	血液	结缔组织
成熟细胞增殖能力	+	–	–
寿命	几周到数月	几天到几周	几天
表达 FcεR I	高	高	低
颗粒主要成分	组胺、肝素、硫酸软骨素、蛋白酶	组胺、蛋白酶、硫酸软骨素	碱性蛋白、嗜酸性阳离子蛋白、水解酶

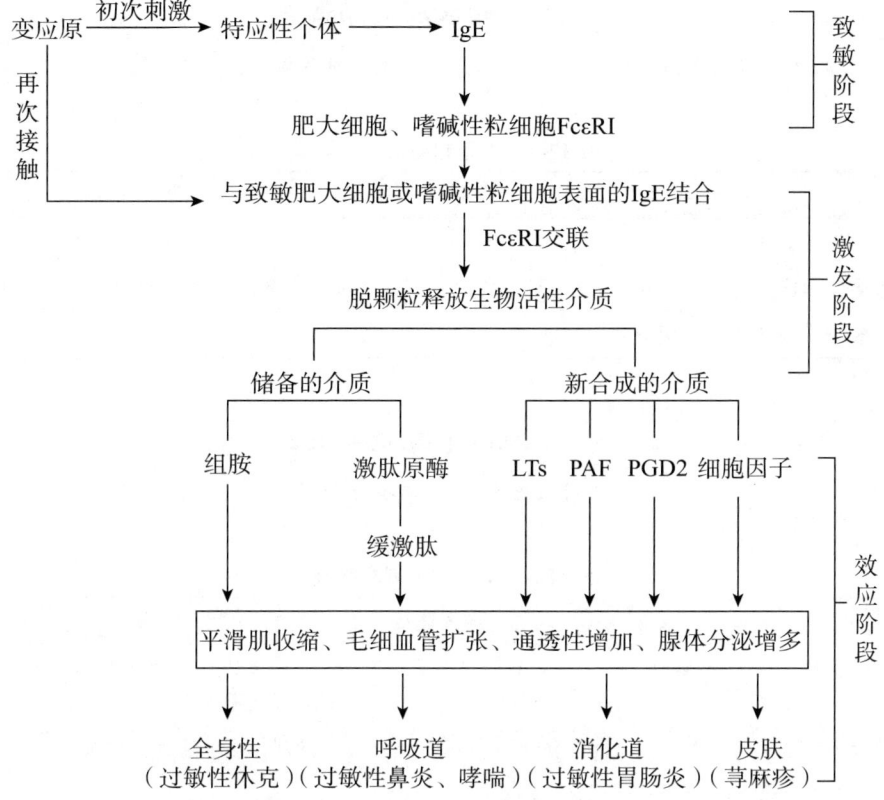

图 17-1　Ⅰ型超敏反应的发生机制

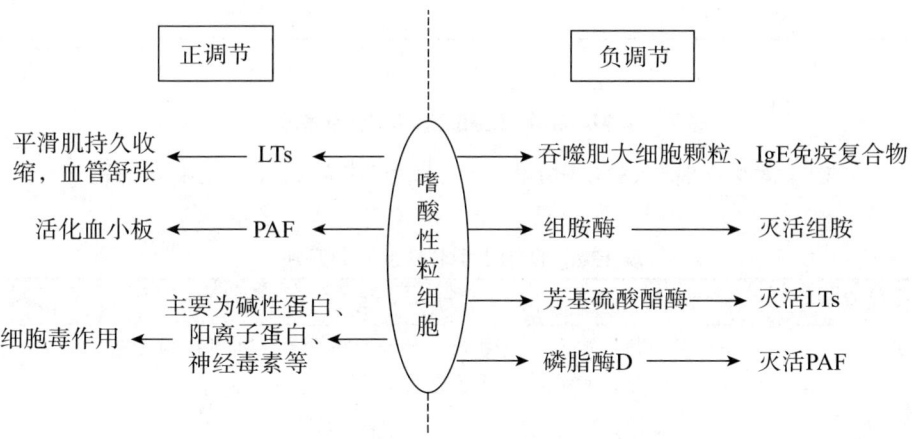

图 17-2　嗜酸性粒细胞对Ⅰ型超敏反应的调节作用

Ⅰ型超敏反应的特点

发生快速消退快,生理功能常紊乱,个体差异很明显,具有遗传性倾向。

表 17-4　Ⅰ型超敏反应的特点

特点	说明
发生快,消退也快	
常引起生理功能紊乱	几乎不发生严重的组织细胞损伤
具有明显个体差异和遗传倾向	

常见的Ⅰ型超敏反应

全身过敏性休克,局部过敏反应。

表 17-5　常见的Ⅰ型超敏反应

疾病	常见变应原	进入途径	反应
全身过敏反应	药物、血清	静脉注射或口服	血管通透性增加、呼吸困难、循环障碍、死亡
急性荨麻疹	动物皮毛、昆虫叮咬、过敏原皮试液	通过皮肤	充血,血管通透性增加
过敏性鼻炎	花粉、粉尘颗粒	呼吸	鼻黏膜水肿、鼻黏膜刺激症状
哮喘	花粉、粉尘颗粒	呼吸	气道变应性炎症
食物过敏症	坚果、海鲜产品、牛奶、鸡蛋	食入	呕吐、腹泻、皮肤瘙痒、荨麻疹、过敏性休克(少见)

防治Ⅰ型超敏反应的原则

应当远离变应原,脱敏疗法可应用,药物防治有显效,试用免疫新疗法。

表 17-6　防治Ⅰ型超敏反应的原则

防治原则	说明
远离变应原	查明变应原,避免与之接触。对可疑变应原、待用药物或免疫血清抑制剂做皮肤试验,可确定对患者是否致敏
脱敏治疗	
异种免疫血清脱敏疗法	在使用动物免疫血清时,若皮肤试验呈阳性反应,可采用小剂量多次注射的方法,即脱敏疗法

防治原则	说明
特异性变应原脱敏疗法	对皮肤试验确定，但难以避免接触的变应原（如植物花粉、尘螨等），可采用小剂量多次反复皮下注射的方法，即为减敏疗法
药物防治	
抑制生物活性介质合成和释放的药物	有阿司匹林（抑制PFD2等的生成）、色甘酸二钠（抑制生物活性介质的释放）、肾上腺素、异丙肾上腺素、前列腺素E（使胞内cAMP浓度升高）、甲基黄嘌呤和氨茶碱（阻止cAMP分解）
生物活性介质拮抗药	苯海拉明、扑尔敏、异丙嗪等可抗组胺（阻断H1受体）作用；阿司匹林拮抗缓激肽作用；多根皮苷酊磷酸盐拮抗LTs作用
改善效应器官反应性的药物	肾上腺素治疗过敏性休克；葡萄糖酸钙、维生素C等可降低毛细血管通透性，减轻皮肤黏膜炎症反应
免疫生物疗法	①将起佐剂作用的IL-12等与反应原共同使用，可下调IgE的产生 ②用编码变应原的基因与DNA载体制成重组DNA疫苗，可诱导Th1型反应 ③用抗IgE单克隆抗体治疗哮喘病 ④用重组可溶性IL-4受体与IL-4结合，减少IgE抗体的产生

二、Ⅱ型超敏反应

Ⅱ型超敏反应发生的机制

抗原抗体聚胞膜，结合KC与补体，吞噬细胞也游来，二者一起杀靶C。

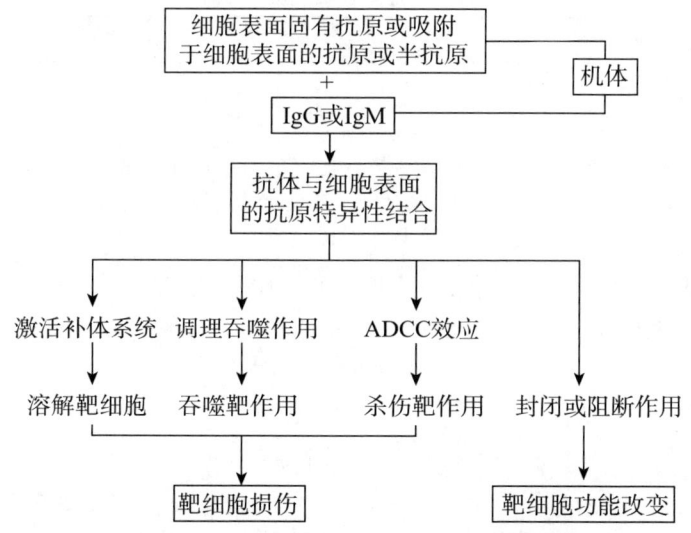

图17-3　Ⅱ型超敏反应发病机制示意图

II型超敏反应常见的疾病

输血反应溶血症，过敏性血细胞少，肺出血、肾（炎）综合征，甲状腺功能亢进，均属II型超敏反应病。

表17-7　II型超敏反应的常见疾病

常见疾病	说明
输血反应	多发生于ABO血型不符的输血
新生儿溶血症	母子间Rh血型不符为其主要原因
自身免疫性溶血性贫血	
药物过敏性血细胞减少症	青霉素、磺胺等药物抗原表位能与血细胞膜蛋白或血浆蛋白结合获得免疫原性，从而刺激机体产生药物抗原表位特异性抗体
肺出血-肾炎综合征	患者产生针对基底膜抗原的自身IgG类抗体
甲状腺功能亢进	为抗体刺激型超敏反应
链球菌感染后肾小球肾炎	细菌与肾小球基底膜间有共同抗原，引起交叉反应，导致肾疾病

三、III型超敏反应

III型超敏反应发生的机制

抗原抗体易沉积，吸引吞C和补体。

表17-8　III型超敏反应的机制

发生机制	说明
可溶性免疫复合物（IC）的形成与沉积	
免疫复合物本身的因素	①中等分子的IC（约1000kD）易于沉积 ②IC量过大，不能有效清除 ③带正电荷的IC易于沉积
机体清除IC能力降低	血中大量IC有利于沉积
促进IC易于沉积的因素	①血管壁通透性增加 ②血管内高压及形成涡流
IC沉积引起组织损伤	
补体的作用	补体被激活后，刺激肥大细胞等释放活性介质，促进IC沉积
中性粒细胞的作用	中性粒细胞释放多种溶酶体酶，损伤血管及局部组织
血小板和嗜碱性粒细胞的作用	均可促进IC沉积

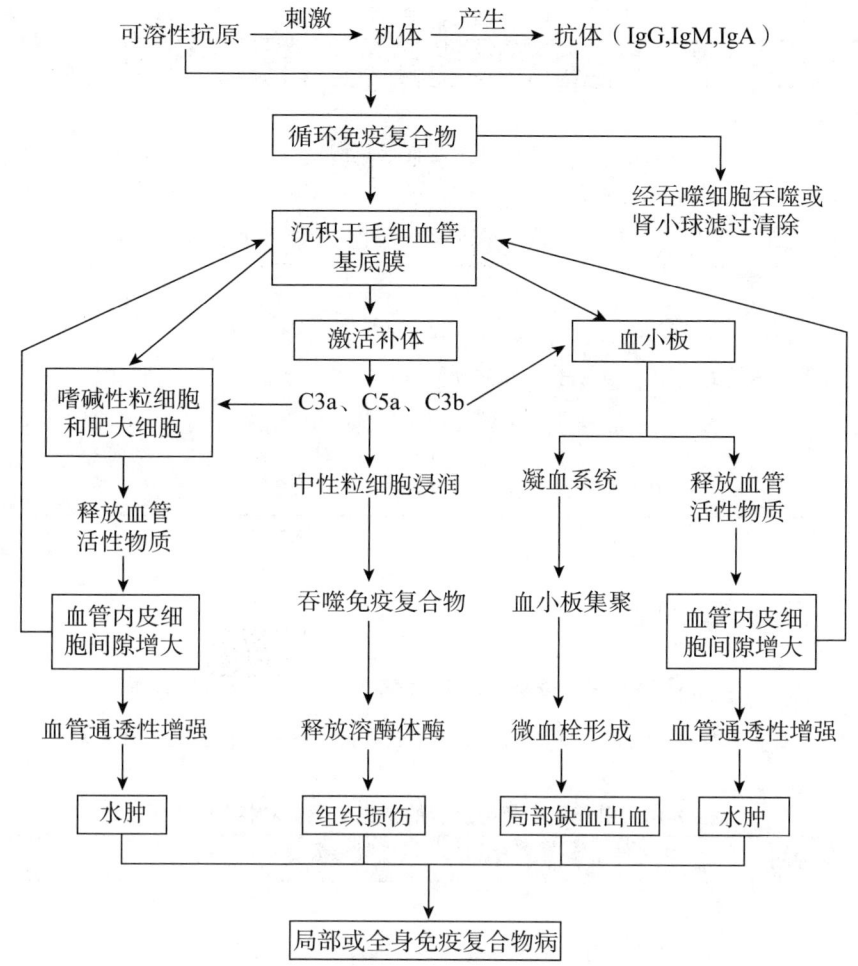

图 17-4 Ⅲ型超敏反应发生机制示意图

Ⅲ型超敏反应是由可溶性免疫复合物沉积于局部或全身多处毛细血管基底膜,通过激活补体和一些效应细胞(如血小板、嗜碱性粒细胞、中性粒细胞等)参与作用,引起的以充血水肿、局部坏死和中性粒细胞浸润为主要特征的炎症反应和组织损伤

Ⅲ型超敏反应的常见疾病

局部免疫复合病,阿氏反应[1]中可见。全身免疫复合病,类风湿性关节炎,血清病或药过敏,还有肾小球肾炎。

注释:[1] 指阿蒂斯(Arthus)反应及类 Arthus 反应。

表 17-9　Ⅲ型超敏反应的常见疾病

常见疾病	说明
局部免疫复合物	
Arthus 反应	是一种实验性局部Ⅲ型超敏反应，再次给家兔注射马血清可引起局部炎症反应
类 Arthus 反应	见于Ⅰ型糖尿患者，局部反复注射胰岛素，可引起局部炎症反应
全身性免疫复合物病	
血清病	初次大量注射马血清（抗毒素）后发生
链球菌感染后肾小球肾炎	一般于 A 型溶血性链球菌感染后 2～3 周发生
类风湿关节炎	由于病原体或其代谢产物使体内 IgG 分子变性，刺激机体产生抗变性 IgG 分子的自身抗体，与变性的 IgG 分子结合而沉积于小关节滑膜引起炎症

四、Ⅳ型超敏反应

引起Ⅳ型超敏反应的病原体和接触性抗原

多种接触性抗原，某些病毒胞内菌，某些真菌寄生虫，Ⅳ型超敏可发病。

表 17-10　引起Ⅳ型超敏反应的常见病原体和接触性抗原

抗原	举例
病原体	
胞内菌	结核分枝杆菌、麻风分枝杆菌、布氏杆菌、伤寒沙门菌
病毒	单纯疱疹病毒、麻疹病毒、乙脑病毒、甲肝病毒、乙肝病毒
真菌	肺孢子菌、白假丝酵母菌、荚膜组织胞浆菌、新型隐球菌
寄生虫	利什曼原虫、血吸虫
接触性抗原	二硝基氯苯、橡胶、染发剂、毒葛、镍、锆、铍

Ⅳ型超敏反应发生的机制

致敏淋 C 释因子，巨噬细胞被招致，三者同杀靶细胞，周围受累发病迟。

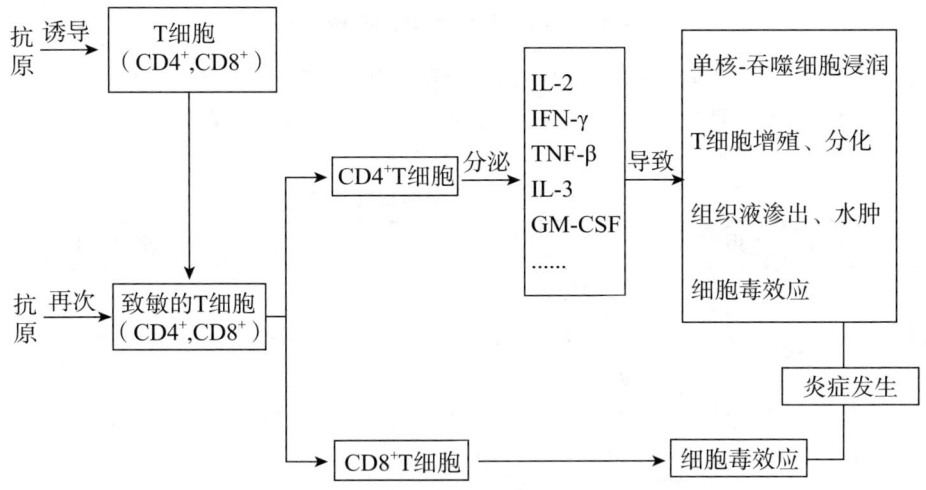

图 17-5　Ⅳ型超敏反应发生机制示意图

Ⅳ型超敏反应是以单核细胞及淋巴细胞浸润和组织损伤为主要特征的炎症反应

表 17-11　Ⅳ型超敏反应发生的机制

发生机制	说明
抗原激活相关致敏细胞	致敏细胞也称为效应细胞，包括 $CD4^+Th1$ 细胞、$CD8^+CTL$、巨噬细胞等
T 细胞介导炎症反应和组织损伤	Th1 细胞介导炎症反应和组织损伤，CTL 介导细胞毒作用，另外，活化的巨噬细胞也介导炎症反应

临床常见的Ⅳ型超敏反应

Ⅳ型超敏性反应，临床分为两类型；感染迟发性超敏，例如结核肉芽肿；接触迟发型超敏，接触皮炎是例症。

表 17-12　临床常见的Ⅳ型超敏反应

Ⅳ型超敏反应类型	疾病举例
感染性迟发型超敏反应	如结核杆菌等分枝杆菌和某些原虫感染。胞内感染有结核杆菌的巨噬细胞在 Th1 细胞释放的细胞因子 IFN-γ 作用下被活化，可将结核杆菌杀死；如果结核杆菌有抵抗力，则形成慢性感染，形成肉芽肿
接触性迟发型超敏反应	如接触性皮炎。所接触的通常是小分子半抗原与体内蛋白质结合成完整抗原，经朗汉斯巨细胞摄取并提呈给 T 细胞，使其活化、分化为效应 T 细胞，当再次接触相应抗原时可发生接触性皮炎

四种类型超敏反应的比较

超敏反应分四型：速发超敏属Ⅰ型；细胞毒型是Ⅱ型，或称细胞溶解型；免疫复合物Ⅲ型，又名血管炎症型；迟发型属第Ⅳ型，免疫应答为T细。

表17-13 四种类型超敏反应的比较

	Ⅰ型	Ⅱ型	Ⅲ型	Ⅳ型
性质	速发型	细胞毒型	免疫复合物型	迟发型
靶部位	呼吸道、皮肤、肠道、胃	红细胞、白细胞、血小板	细胞核、肾、关节、血管	皮肤、肾、中枢神经系统、甲状腺
抗体、效应T细胞	IgE	IgG、IgM	IgG	Th1、CTL　　Th2
抗原	可溶性抗原	细胞性抗原	可溶性抗原	可溶性抗原、细胞性抗原　　可溶性抗原
效应机制	变应原与结合在肥大细胞或嗜碱性粒细胞上的IgE结合并交联，使细胞释放活性介质，引起平滑肌收缩、血管扩张通透性增强、黏膜腺体分泌增加	抗体与细胞性抗原结合，通过激活补体和ADCC作用破坏细胞	抗原-抗体复合物沉积组织，通过活化补体、中性粒细胞集聚和活化血小板导致血管炎症组织损伤	Th1细胞释放细胞因子活化CTL和巨噬细胞，导致局部组织损伤；CTL也可直接识别和杀伤靶细胞　　Th2细胞释放细胞因子和趋化因子，趋化和活化嗜酸性粒细胞，分泌细胞毒性分子和炎性介质，致组织炎性损伤
临床常见病举例	药物过敏性休克、支气管哮喘、枯草热、食物过敏症、湿疹等	输血反应、新生儿溶血症、药物过敏性血细胞减少症	Arthus反应、血清病、肾小球肾炎、类风湿关节炎等	接触性皮炎、结核性损伤　　慢性哮喘、慢性变应性鼻炎

第十八章 自身免疫病

一、自身免疫病诱发因素与机制

诱发自身免疫病的抗原因素

隐蔽抗原被释放，自身抗原被修饰，分子模拟分不清，表位扩展可惹事。

表 18-1 诱发自身免疫病的抗原因素

抗原方面的因素	机制简述	举例说明
免疫隔离部位抗原的释放	在正常情况下免疫豁免部位（脑、睾丸、眼和子宫等）的隔离抗原由于外伤、手术或者感染而进入血液循环和外周免疫器官，从而导致自身免疫病的发生	自身免疫性交感性眼炎
自身抗原被修饰	生物、物理、化学以及药物等因素（如病毒感染或药物作用），可使细胞表面的自身抗原改变，产生新的抗原表位，从而导致自身免疫病的发生	长期服用α甲基多巴导致的自身免疫性溶血性贫血
分子模拟	有些微生物与人的细胞或细胞外成分有相同或类似的抗原表位，在感染人体后激发的针对微生物抗原的免疫应答，也能攻击含有相同或相似表位的人体细胞或细胞外成分，这种现象被称为分子模拟	溶血性链球菌感染导致风湿性心脏病、风湿性关节炎；柯萨奇病毒感染导致糖尿病
表位扩展	一个抗原分子可能有多种表位，如优势表位和隐蔽表位。免疫系统针对一个优势表位发生免疫应答后，可能对隐蔽表位相继发生免疫应答，这种现象被称为表位扩展。这种隐蔽表位的抗体可以与机体自身抗原发生交叉的免疫反应，使机体对自身抗原识别，并导致自身免疫病的发生	在系统性红斑狼疮的发生过程可观察到表位扩展现象

表 18-2 分子模拟举例

微生物抗原	自身抗原
链球菌 M 蛋白	心肌球蛋白
Yersinia 菌氧化酶	HLA-B27
反转录病毒 p30 GAG	U1 RNA

续表

微生物抗原	自身抗原
EB 病毒 GP110	HLA-Dw4
EB 病毒 EBNA-1	类风湿关节炎滑液细胞
EB 病毒 BBLF1 蛋白	HLA-DQw8
乙肝病毒多聚酶	髓鞘碱性蛋白（MBP）
结核菌热休克蛋白	人 HSP
细胞磷脂	DNA

表 18-3　病原体 HSP60 与人类自身抗原间具有的相似表位

HSP60 区域	已知自身抗原	自身抗原区域	相似程度（%）	相关疾病
1～17	髓过氧化物酶	594～610	60	肾小球肾炎
7～21	细胞色素 P450	359～372	64	慢性活动性肝炎
65～75	甲状腺球蛋白	393～403	58	慢性甲状腺炎
86～100	肌凝蛋白重链	516～530	62	柯萨奇心肌炎
101～123	细胞角蛋白	83～105	58	类风湿关节炎
108～117	DNA-结合蛋白	73～82	58	SLE
468～480	乙酰胆碱受体	133～145	63	重症肌无力

自身免疫性疾病及其相应的自身抗原

自身免疫系疾病，自身抗原来表达，自身抗体 T 细胞，超敏反应伤害大。

表 18-4　自身免疫性疾病及其相应的自身抗原

自身免疫病	病变器官	已知的自身抗原
器官特异性自身免疫病		
慢性甲状腺炎	甲状腺	甲状腺球蛋白、甲状腺过氧化酶
弥漫性甲状腺肿	甲状腺	甲状腺细胞表面 TSH 受体
胃炎	胃	胃壁细胞腺苷酸环化酶、内因子
乳糜泻病	小肠	谷氨酰胺转移酶
白斑	黑色素细胞	酪氨酸酶、酪氨酸酶相关蛋白-2
青少年型胰岛素依赖性糖尿病	胰岛	胰岛 β 细胞 GAD（酪氨酸磷酸酶）
多发性硬化症	脑、脊髓	髓磷脂碱蛋白

续表

自身免疫病	病变器官	已知的自身抗原
重症肌无力	肌肉	乙酰胆碱受体
自身免疫性溶血性贫血	红细胞	红细胞膜表面分子
特发性血小板减小性紫癜	血小板	血小板膜蛋白
天疱疮	皮肤	桥粒核心糖蛋白
非器官特异性自身免疫病		
类风湿关节炎	关节、肺、心等	IgG、中间丝相关蛋白、纤维蛋白
舍格伦综合征	唾液腺、肾、甲状腺	唾液腺管、细胞核、甲状腺球蛋白
多发性肌炎	骨骼肌	肌肉抗原、氨酰 tRNA
系统性红斑狼疮	皮肤、关节、肾、肺、心、脑等	核抗原（DNA、组蛋白、核糖核蛋白等）、细胞质成分（线粒体、微粒体）

免疫耐受异常——免疫系统方面的因素

表达 MHC-Ⅱ异常，免疫忽视被打破，Treg 细胞功失常，淋巴多克隆激活。活化诱导的细胞，死亡过程生障碍。

表 18-5　诱发自身免疫病免疫系统方面的因素

免疫系统方面的因素	机制简述	举例说明
MHC Ⅱ分子异常表达	除 APC 外，正常细胞几乎不表达 MHC Ⅱ类分子。若某些因素使非 APC 高表达 MHC Ⅱ类分子，这种细胞就可能成为自身反应性 T 细胞的靶细胞	胰岛 β 细胞高表达 MHC Ⅱ类分子，导致胰岛素依赖性糖尿病
免疫忽视的打破	在胚胎发育过程中，由于免疫忽视，针对低水平表达或低亲和力的自身抗原的淋巴细胞克隆并未被清除，是潜在的自身反应性淋巴细胞。多种因素可打破这些淋巴细胞克隆对自身抗原的免疫忽视	微生物感染，DC 可被激活并表达高水平的协同刺激分子，提高被免疫忽视的自身抗原
Treg 细胞功能失常	$CD4^+CD25^+$Treg 功能缺陷小鼠易发生自身免疫病	将正常小鼠的 Treg 过继给 Treg 功能缺陷小鼠可抑制自身免疫病的发生

续表

免疫系统方面的因素	机制简述	举例说明
淋巴细胞多克隆激活	多种病毒如 CMV、EBV、HIV 也是 B 细胞的多克隆激活剂。研究表明，EBV 可刺激免疫系统产生抗 T 抗体、抗 B 抗体、抗核抗体和类风湿因子等自身抗体	AIDS 患者体内可出现高水平的抗红细胞抗体和抗血小板抗体
活化诱导的细胞死亡（AICD）障碍	AICD 相关基因缺陷的个体易患自身免疫病	Fas 基因突变的个体可发生系统性自身免疫综合征，其临床表现和 SLE 相似

遗传及其他因素

遗传因素有关联，环境性别及年龄，自身抗原多保守，均可促发自免病。

表 18-6 遗传及其他因素

遗传及其他因素	说明
人类自身免疫病的易感性与 HLA 相关	① MHC Ⅱ 类分子在胸腺的阴性选择中，没有有效地清除自身反应性 T 细胞 ② 某些特定的 HLA 分子能与类似自身抗原的病原体抗原结合，以分子模拟方式引发自身免疫病 ③ 其他某些基因与自身免疫病发生相关
性别	通常女性比男性更易发病
年龄	老年人群发病率较高
环境因素	寒冷、潮湿、日晒等环境易引发自身免疫病；EB 病毒、链球菌、疟原虫感染可促发自身免疫病；某些药物（如普鲁卡因胺）可诱发自身免疫病
自身抗原的性质	常是某些保守的抗原，如热休克蛋白及酶（见表 18-7）

表 18-7 作为自身抗原的酶

酶	疾病
丙酮酸脱氢酶	原发性胆汁性肝硬变
谷氨酸脱羧酶	胰岛素依赖性糖尿病
髓过氧化物酶	肾小球肾炎
甲状腺过氧化物酶	自身免疫性甲状腺炎
17a 和 21 羟化酶	艾迪生病
蛋白酶 3	韦格纳肉芽肿病
酪氨酸酶	白斑病
转谷氨酰胺酶	腹腔疾病

二、自身免疫病的病理损伤机制

自身抗体伤自己，免疫复合物损伤，自身反应T细胞，病理损伤因超敏。

表 18-8 自身免疫病的病理损伤机制

机制	说明
自身抗体介导的自身免疫病	①自身抗体通过补体等直接介导细胞破坏 ②自身抗体介导细胞功能异常
免疫复合物介导自身免疫病	免疫复合物沉积于毛细血管基底膜，激活补体，在多种效应细胞参与下，引起Ⅲ型超敏反应，导致自身免疫病
自身反应性T淋巴细胞介导的自身免疫病	参与此型组织损伤的致敏细胞，主要为$CD4^+Th1$和$CD8^+CTL$，其病理损伤机制为Ⅳ型超敏反应

表 18-9 自身免疫应答产物及其损伤机制

自身免疫病	自身免疫应答产物	超敏反应类型	病损特征
肺肾综合征	抗肾小球、肺基底膜Ⅳ型胶原抗体	Ⅱ	肾炎伴蛋白尿、肾衰竭、肺出血
自身免疫性溶血性贫血	抗红细胞膜蛋白抗体	Ⅱ	溶血
自身免疫性血小板减少性紫癜	抗血小板膜蛋白	Ⅱ	血小板破坏，减少
重症肌无力	抗神经肌肉接头处乙酰胆碱受体抗体和自身致敏淋巴细胞	Ⅱ、Ⅳ	乙酰胆碱受体破坏，神经冲动传递低下、肌无力
类风湿关节炎	抗变性IgG抗体（类风湿因子），抗HSP的致敏淋巴细胞	Ⅲ、Ⅳ（？）	关节腔炎症
系统性红斑狼疮	抗DNA、核蛋白、各种血细胞膜抗原等的抗体	Ⅱ、Ⅲ	血细胞减少，多部位（肾、关节、血管）炎症
实验性变态反应性脑脊髓炎	抗髓鞘碱性蛋白的致敏T细胞	Ⅳ	脑脊髓炎症
实验性变态反应性神经炎	抗外周神经髓鞘P2蛋白的致敏T细胞	Ⅳ	神经炎
某些自身免疫性甲状腺炎	抗甲状腺滤泡上皮细胞的致敏T细胞	Ⅳ	甲状腺炎
甲状腺功能亢进	抗TSH受体抗体	Ⅱ	甲状腺细胞分泌甲状腺素增加

注释：？表示不完全确定。

自身抗原引起自身免疫病的比喻

少小离家老大回，孩儿相见像是贼。新装旧来视为谁，貌似小偷被穷追。
精神失常亲不认，举家上下伤累累。

表 18-10　发生在人类的自身免疫性疾病（按发病机制分类）

疾病	自身抗原	主要症状	发病范围
自身抗体介导的疾病			
自身免疫性溶血性贫血	血型抗原或药物	贫血	器官特异性
自身免疫性血小板减少性紫癜	血小板整合素	异常出血	器官特异性
肺出血肾炎综合征	基底膜Ⅳ型胶原	肾小球肾炎、肺出血	器官特异性
弥漫性甲状腺肿	甲状腺刺激素受体	甲状腺功能亢进	器官特异性
桥本甲状腺炎	甲状腺球蛋白、过氧化酶	甲状腺功能低下	器官特异性
低血糖	胰岛素受体	低血糖	器官特异性
胰岛素抗性糖尿病	胰岛素受体	高血糖，酮症酸中毒	器官特异性
重症肌无力	乙酰胆碱受体	进行性肌无力	器官特异性
寻常性天疱疮	表皮成分	皮泡	器官特异性
恶心贫血	胃壁细胞内因子	贫血	器官特异性
风湿热	与链球菌胞壁抗原交叉的心、关节中组织成分	关节炎，心肌炎，心瓣膜瘢痕	器官特异性
不孕症	精子	不孕	器官特异性
免疫复合物介导的疾病			
强直性脊柱炎	免疫复合物	脊柱骨损坏	全身性
冷球蛋白血症	由类风湿因子形成	系统性血管炎	全身性
类风湿关节炎	由类风湿因子形成	关节炎	全身性
系统性红斑狼疮	由抗核抗体形成	肾小球肾炎、血管炎，红斑	全身性
T 细胞介导的疾病			
多发性硬化	髓磷脂碱性蛋白	神经系统症状	全身性
桥本甲状腺炎	甲状腺抗原	甲状腺功能低下	器官特异性
胰岛素依赖性糖尿病	胰岛 β 细胞	高血糖	器官特异性
类风湿关节炎	关节滑膜抗原	关节炎症和损伤	全身性

注释：自身免疫病是机体对自身细胞或自身成分发生免疫应答而导致的疾病状态。自身免疫病分为器官特异性自身免疫病和全身性自身免疫病。器官特异性自身免疫病的病变局限于某一特定的器官，由对器官特异性抗原的免疫应答引起。全身性自身免疫病，又称系统性自身免疫病，其病变可见于多种器官和组织。

三、自身免疫病的特点

自身抗体可检测,自身免疫有损伤,慢性迁延反复发,反应越强预后差。

表 18-11 自身免疫病的特点

特点	说明
免疫学检测特点	患者体内可检测到针对自身抗原的自身抗体和(或)自身反应性T细胞
发病机制特点	自身抗体和(或)自身反应性T细胞介导对自身细胞的免疫应答,造成损伤或功能障碍;病变组织中有Ig沉淀或淋巴细胞浸润;应用免疫抑制剂治疗有效
病程及转归特点	慢性迁延,易反复发作;与自身免疫反应的强度密切相关
其他特点	通过血清或淋巴细胞可以被动转移疾病;应用自身抗原或自身抗体可复制出具有类似病理变化的动物模型

四、自身免疫病的防治原则

除诱因、抑应答,重建耐受作用大。

表 18-12 自身免疫病的防治原则

防治原则	说明
去除引起免疫耐受异常的因素	
预防和控制微生物感染	多种微生物可诱发自身免疫病
慎用药物	某些药物能引发自身免疫病
抑制对自身抗原的免疫应答	
应用免疫抑制剂	治疗自身免疫病有效
应用抗细胞因子及其受体的抗体或阻断剂	对某些自身免疫病有效
应用抗免疫细胞表面分子抗体	可抑制自身免疫应答
应用单价抗原或表位肽	可特异性结合或封闭自身抗体,阻断自身抗体和自身细胞结合
重建对自身抗原的特异性免疫耐受	
通过口服抗原诱导免疫耐受	通过肠相关淋巴组织,诱导免疫耐受
通过模拟胸腺阴性选择诱导免疫耐受	

第十九章 免疫缺陷病

📖 免疫缺陷病的主要临床特点

反复感染难控制，恶性肿瘤可发生，易生自身免疫病，遗传倾向比较浓。

表 19-1 免疫缺陷病的主要临床特点

主要临床特点	说明
感染	患者对各种病原体的易感性增加，易发生反复感染且难以控制，预后不佳
肿瘤	患者对肿瘤的免疫监视能力降低，易发生白血病和淋巴系统恶性肿瘤
自身免疫病	易发生系统性红斑狼疮、类风湿关节炎和恶性贫血等自身免疫病
遗传倾向	约 1/3 为常染色体遗传，1/5 为性染色体隐性遗传；15 岁以下原发性免疫缺陷病患者多为男性

表 19-2 免疫缺陷与感染

免疫缺陷病	常见临床感染	主要病原体
原发性 B 细胞缺陷	败血症、化脓性脑膜炎、肺炎、中耳炎等	以化脓性葡萄球菌、链球菌和肺炎链球菌感染为主
原发性 T 细胞缺陷	重症病毒感染、真菌感染、结核、麻风病等	以病毒、真菌、胞内寄生菌和原虫等感染为主
联合免疫缺陷	全身重症细菌及病毒感染、顽固性腹泻或脓皮病等	以化脓菌为主，有时合并胞内寄生病原体感染
吞噬细胞和补体系统缺陷	肺炎、化脓性淋巴结炎、脓皮病、全身性肉芽肿	化脓菌为主，补体缺陷时也常见脑膜炎奈瑟菌和淋病奈瑟菌感染

一、原发性免疫缺陷病

📖 原发性免疫缺陷病

原发免疫缺陷病，免疫功能有缺陷，免疫器官和细胞，发育不全而致病。

📖 原发性免疫缺陷病的分类及特点

原发免疫缺陷病，分为特异非特异，特异免疫缺陷病，TB 细胞有缺陷；
非特免疫缺陷病，补体吞噬 C 缺陷，机体抵抗力降低，反复感染可出现。

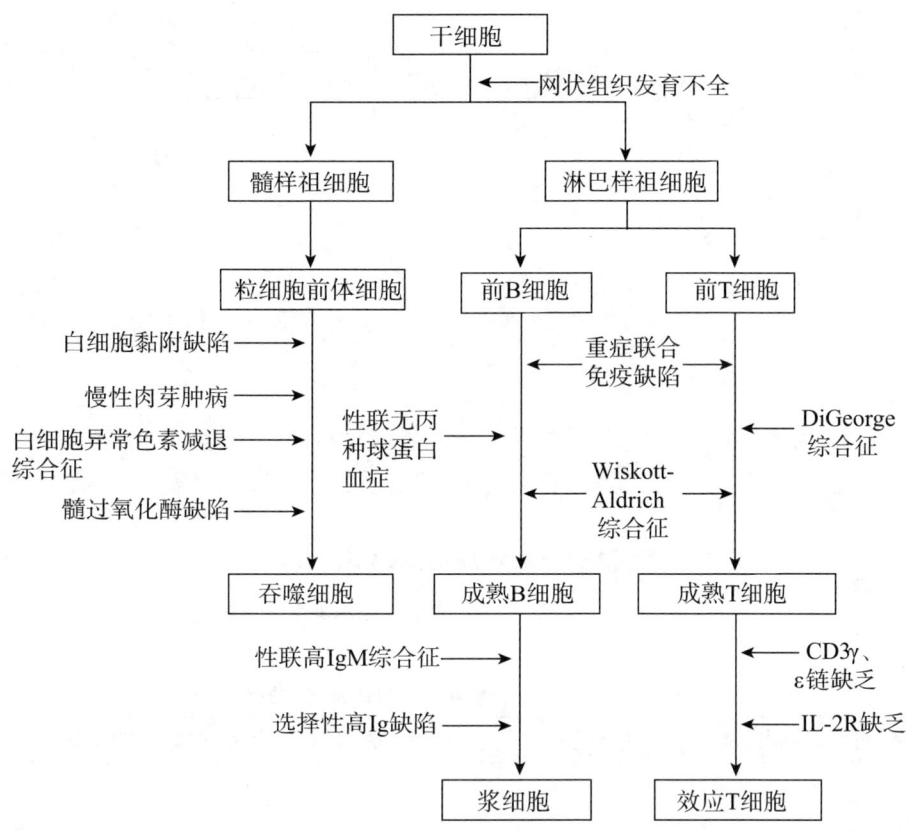

图 19-1　免疫细胞的发育异常与免疫缺陷病
髓样细胞系和淋巴细胞系是免疫系统两大重要的细胞系，免疫缺陷大多由他们的缺陷所引起；淋巴细胞系受损会导致 T 细胞、B 细胞或联合免疫缺陷；髓样细胞系受损会导致巨噬细胞功能障碍

表 19-3　原发性免疫缺陷病的特点及临床表现

	免疫学特点	临床表现	举例
特异性免疫缺陷			
原发性 B 细胞缺陷	外周血 B 细胞减少或缺失，T 细胞数正常，Ig 水平降低或缺失	反复化脓性细菌感染及对某些病毒的易感性增加	X 性连锁无丙种球蛋白血症
原发性 T 细胞缺陷	淋巴细胞总数低，胸腺 T 淋巴细胞数减低 < 10%，常伴有体液免疫缺陷	反复真菌、病毒等各种低毒病原体的感染，接种减毒活疫苗（如卡介苗、天花疫苗等）可以引起致命感染	先天性胸腺发育不全

	免疫学特点	临床表现	举例
原发性联合免疫缺陷	B细胞和T细胞均出现发育障碍，或缺乏细胞间相互作用		重症联合免疫缺陷病（SCJD）
非特异性免疫缺陷			
补体缺陷病	补体固有成分，调节蛋白或补体受体缺陷	抗感染能力下降，易发生化脓性感染，可合并有特征性症状和体征	遗传性血管神经性水肿（HAE）、阵发性夜间血红蛋白尿
吞噬细胞缺陷	吞噬细胞数量减少或功能异常	化脓性细菌或真菌反复感染	粒细胞减少症

原发性免疫缺陷病的分类

原发免疫缺陷病，临床新分八类型。

表19-4 部分原发性免疫缺陷病及基因缺失

分类及病名	遗传方式	基因缺陷/可能的发病机制
T、B细胞联合免疫缺陷		
T-B+SCID		
X连锁重症联合免疫缺陷病	XL	IL-2、-4、-7、-9、-15、-21受体γ链缺陷
JAK3缺陷	AR	JAK3信号通路激酶缺陷
T-B-SCID		
RAG1/2缺陷	AR	重组活化基因缺陷
网状系统发育不良	AR	AK-2基因突变，T、B和髓样细胞（干细胞缺陷）成熟缺陷
ADA缺陷	AR	腺苷脱氨酶缺乏，淋巴毒性代谢产物（dATP、S腺苷，同型胱氨酸）增高
嘌呤核苷酸磷酸化酶缺陷	AR	PNP缺乏，毒性代谢产物（如dGTP）增加导致T细胞和神经系统损害
CD3γ缺陷	AR	CD3γ链基因缺陷
ZAP-70缺陷	AR	Zeta链相关蛋白70（ZAP-70）缺陷，ZAP-70信号激酶缺陷

分类及病名	遗传方式	基因缺陷/可能的发病机制
MHC Ⅱ类缺陷	AR	MHC Ⅱ类蛋白转录因子（C2TA、RFX5、RFXAP、RFXANK）突变导致MHC Ⅱ类分子功能障碍
以抗体缺陷为主的免疫缺陷病		Bruton酪氨酸激酶（Btk）缺陷
X连锁无丙种球蛋白血症（XLA）	XL	遗传方式不定，病因尚不明确
普通变异型免疫缺陷病（CVID）	Variable	遗传方式不定，病因尚不明确
选择性IgA缺陷	Variable	
吞噬细胞数量、功能先天性缺陷		
X连锁慢性肉芽肿病	XL	细胞色素b-β亚单位（CYBB）基因突变，导致中性粒细胞、单核细胞杀伤功能受损
白细胞黏附分子缺陷1型（LAD1）	AR	ITGB2基因突变，单核细胞、中性粒细胞黏附趋化及吞噬功能受累，同时伴T和NK细胞细胞毒性功能障碍
补体缺陷		
补体固有成分缺陷	AR	补体固有成分缺陷
阵发性夜间血红蛋白尿	获得性XL突变	PIGA基因突变导致补体介导的溶血
遗传性血管神经性水肿	AD	由C1INH基因缺陷所致
其他定义明确的免疫缺陷综合征		
Wiskott-Aldrich综合征（WAS）	XL	湿疹、血小板减少伴免疫缺陷综合征，WASP基因突变，细胞骨架缺陷，影响造血干细胞分化
共济失调毛细血管扩张症	AR	ATM基因突变，细胞周期检控点和DNA双链断裂修复缺陷
免疫失调性疾病		
自身免疫性多内分泌腺病伴念珠菌病和外胚层发育不良	AR	自身免疫调控因子（AIRE）基因突变缺陷
免疫失调性多内分泌腺病肠病	XL	编码T细胞转录因子的Foxp3基因突变
天然免疫缺陷		
疣状表皮发育不良	AR	疣状表皮发育不良基因1（EVER1）、EVER2基因突变，角质细胞和白细胞受累

续表

分类及病名	遗传方式	基因缺陷/可能的发病机制
锥虫病	AD	载脂蛋白 I（APOL-I）基因突变
自身炎性反应性疾病		
早发性炎性肠病	AD	IL-10 或 IL-10 受体基因突变导致 INF-γ 及其他一些前炎症因子增多

注释：AR：常染色体隐性遗传；AD：常染色体显性遗传；XL：X 连锁遗传；ADA：腺苷脱氨酶；PNP：嘌呤核苷磷酸化酶。

二、获得性免疫缺陷病

诱发获得性免疫缺陷病的因素

营养不良和肿瘤，放射损伤和感染，免疫抑制类药物，AIDD 可诱发。

表 19-5　诱发获得性免疫缺陷病（AIDD）的因素

AIDD 的诱因	说明
非感染性因素	
恶性肿瘤	见于霍奇金病、骨髓瘤等免疫系统肿瘤
营养不良	最常见因素
医源性免疫缺陷	免疫抑制药、放射性损伤
感染	如人类免疫缺陷病毒（HIV）、麻疹病毒、风疹病毒、巨细胞病毒、EB 病毒、结核分枝杆菌、麻风分枝杆菌等

HIV 损伤 $CD4^+T$ 细胞的机制

病毒损伤 $CD4^+$，直接杀伤作用强，间接杀伤靶细胞，诱导细胞早凋亡。

表 19-6　HIV 损伤 $CD4^+T$ 细胞的机制

损伤机制	说明
直接杀伤	① HIV 包膜糖蛋白插入细胞膜或病毒颗粒从细胞释放时，引起细胞膜损伤 ② 抑制细胞膜磷脂合成，影响膜功能 ③ 使感染的 $CD4^+T$ 细胞与未感染的 $CD4^+T$ 细胞融合，加速细胞死亡 ④ 在胞质内增殖时干扰 $CD4^+T$ 细胞正常代谢 ⑤ 感染并损伤骨髓 $CD34^+$ 前体细胞，改变微环境，使造血细胞生成障碍
间接杀伤	① 诱导感染细胞产生细胞毒性细胞因子，抑制正常细胞生长因子的作用 ② 杀伤表达病毒抗原的 $CD4^+T$ 细胞 ③ HIV 编码产物有超抗原样作用，可引起某些 $CD4^+T$ 细胞死亡

损伤机制	说明
诱导细胞凋亡	①可溶性 gp120 等与 CD4⁺T 细胞表面的 CD4 分子交联,激活钙通道,使胞内 Ca^{2+} 浓度升高而使细胞凋亡 ② gp120 与 CD4 分子交联,使靶细胞表达 Fas 分子,通过 Fas/FasL 途径诱导凋亡 ③ HIV 编码的 tat 蛋白增强 CD4⁺T 细胞对 Fas/FasL 效应的敏感性,促进凋亡

HIV 对其他免疫细胞的损伤作用

吞噬细胞 B 细胞、NK 细胞和 DC,结构功能均受损,降低机体免疫力。

表 19-7　HIV 损伤其他免疫细胞的机制

免疫细胞	HIV 对免疫细胞的损伤作用
B 细胞	多克隆激活 B 细胞,产生自身抗体。由于 B 细胞功能紊乱及 Th 细胞对 B 细胞的辅助功能降低,抗体应答能力下降
巨噬细胞	损伤趋化、黏附和杀菌能力,抗原提呈能力下降,不易被 HIV 杀死,并携带 HIV 全身游走,损伤多脏器
DC	数目减少,功能降低,是 HIV 感染的重要靶细胞和病毒的庇护所
NK 细胞	分泌 IL-2、IFN-γ 和 TNF-α 等细胞因子能力下降,使其细胞毒活性下降

HIV 诱导的机体免疫应答

HIV 染机体,攻击破坏免疫系,但在病程各阶段,机体应答有反应,细胞为主加体液,病毒复制可阻止。

表 19-8　HIV 诱导的机体免疫应答

HIV 诱导的机体免疫应答	作用
体液免疫应答	
中和抗体	对 HIV 感染有抑制作用,可阻断病毒向淋巴器官扩散,但效价低,不具有广泛性交叉反应性
抗 P24 壳蛋白抗体	对机体的保护作用不明确
抗 gp120 和抗 gp41 抗体	可通过 ADCC 杀伤病毒感染靶细胞
细胞免疫应答	机体主要通过细胞免疫应答阻遏 HIV 感染
CD8⁺T 细胞应答	CD8⁺T 细胞激活,杀伤 HIV 感染的靶细胞
CD4⁺T 细胞应答	CD4⁺T 细胞激活,分泌各种细胞因子,辅助体液免疫和胞免疫

艾滋病的发病机制

病毒作用靶 C 膜，病毒核心入靶 C，胞内复制和释放，不断损伤新靶 C，直接间接等作用，杀伤多种免疫 C，$CD4^+T$ 最受累，机体免疫力降低，诱发感染及肿瘤，损伤波及神经系。

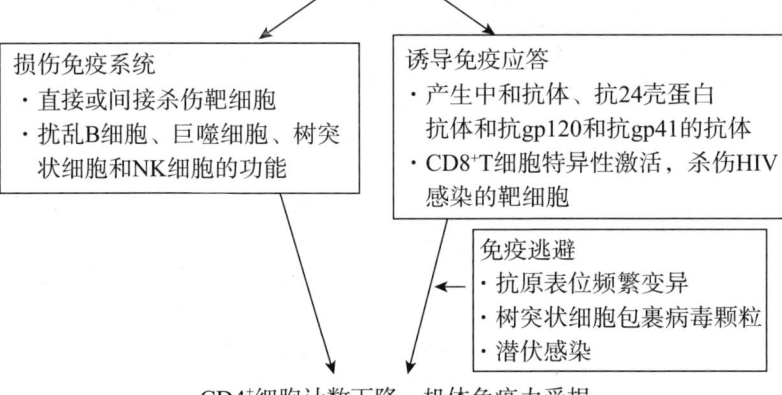

图 19-2 艾滋病的发病机制

艾滋病的临床分期及免疫学特征

艾滋病程分四期，免疫特征有差异。

表 19-9 艾滋病的临床分期及免疫学特征

临床分期	免疫学特征
HIV 感染急性期	有传染性，血中可检出 gp41、gp120 和 P24 的抗体，还可检出 P24 特异性 $CD8^+CTL$
潜伏期（6 个月至 10 年）	免疫系统逐渐衰竭：①$CD4^+T$ 细胞稳定下降，CD4/CD8 比值降低或倒置；②外周淋巴组织含大量 $CD4^+T$、MΦ 和 FDC；③$CD4^+T$ 细胞数不断减少

续表

临床分期	免疫学特征
症状期	CD4$^+$T 细胞持续下降，免疫功能极度衰退，表现为发热、盗汗、消瘦、腹泻、全身淋巴结肿大等
典型 AIDS 发病期	为终末期，CD4$^+$T 细胞、MΦ 和 DC 消耗殆尽，发生严重免疫缺陷，血浆病毒浓度升高至急性期水平。出现机会感染、恶性肿瘤和神经系统异常（痴呆）三大症状

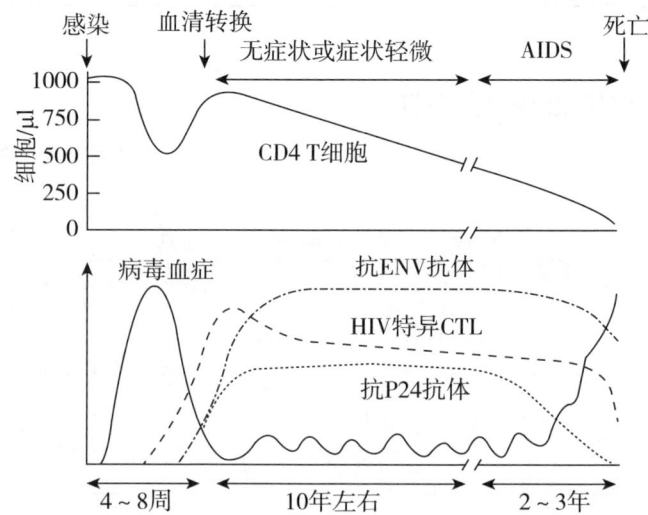

图 19-3　HIV 感染过程中 HIV 抗原抗体、CD4$^+$T 细胞及 CTL 的变化

HIV 感染的诊断

检测抗原和抗体，计数 CD4$^+$T 细。核酸检测 HIV，早期诊断有意义。其他检测有数种，根据需要可选用。

表 19-10　HIV 感染的免疫学诊断

免疫学诊断方法	说明
检测 HIV 抗原	在急性感染期和晚期，常用 ELISA 法检测 HIV 的核心抗原 P24
检测抗 HIV 抗体	此为常规检测指标
CD4$^+$T 和 CD8$^+$T 细胞计数	是反映 HIV 感染患者免疫系统损害状况的最明显指标
HIV 核酸检测	可用于疾病的早期诊断等

表 19-11　免疫缺陷病的实验室诊断

检测方法	说明
外周血淋巴细胞计数	是一种简便或筛查的方法
淋巴结或直肠黏膜活检	查淋巴细胞或浆细胞
骨髓检查	查各时期细胞（淋巴细胞、浆细胞）的发育和增生状况
免疫学检测	是主要的检测和诊断方法
分子生物学方法检测	基因诊断

三、免疫缺陷病的治疗原则

重建免疫固根本，控制感染缓病情。基因治疗纠缺陷，选用免疫增强剂。

表 19-12　免疫缺陷病的治疗原则

治疗原则	说明
抗感染	用抗生素治疗各种反复发作的感染
免疫重建	移植造血干细胞以补充免疫细胞，重建机体免疫功能
基因治疗	纠正相应的基因缺陷
免疫增强剂	增强机体免疫功能

第二十章 肿瘤免疫

一、肿瘤抗原

肿瘤抗原的分类

按特异性分两类：相关抗原与特异。根据产生机制分，可以分为四类型。

表 20-1 肿瘤抗原的分类和特征

肿瘤抗原分类	特征
根据肿瘤抗原特异性分类	
肿瘤特异性抗原	多以多肽的形式与 MHC 分子结合成复合物而存在于肿瘤细胞表面
肿瘤相关抗原	只表现为量的变化，而无严格肿瘤特异性，如胚胎抗原、组织特异性分化抗原等
根据肿瘤抗原产生机制分类	
理化因素诱发的肿瘤抗原	免疫原性弱，特异性强，高度异质性
病毒诱发的肿瘤抗原	无种系、个体和器官特异性，但具有病毒特异性
自发性肿瘤抗原	
突变的基因产物	具有各自独特的肿瘤抗原特异性
异常表达的正常成分	如分化抗原、过度表达的抗原、独特型抗原和胚胎抗原
胚胎抗原或分化抗原	
分泌性胚胎抗原	是胚胎组织产生的正常成分，出生后消失或仅存极微量，当细胞癌变时，此类抗原可重新合成而大量表达
肿瘤表达的膜抗原	

肿瘤特异性抗原

某些肿瘤之抗原，具有组织特异性。

表 20-2 某些组织特异性肿瘤抗原

组织细胞来源	肿瘤	抗原
B 细胞	B 细胞白血病和淋巴瘤	CD10、Ig
T 细胞	T 细胞白血病和淋巴瘤	IL-2R、TCR、CD45R、CD4/CD8、TL 抗原
前列腺	前列腺癌	前列腺特异性抗原、前列腺酸性磷酸酶
神经嵴	黑色素瘤	S-100 等黑色素瘤相关抗原
上皮细胞	多种癌	细胞角蛋白

表 20-3　不同机制产生的常见人类肿瘤抗原

产生机制	肿瘤抗原	肿瘤
基因突变产物	突变的 P53 蛋白	约 50% 人类肿瘤
	突变的 Ras 蛋白	约 10% 人类肿瘤
癌基因产物	过表达的 Her-2/neu	乳腺癌等
静止基因异常活化	黑色素瘤抗原（MAGE）-1、MAGE-3 等	黑色素瘤等
致癌病毒产物	人乳头瘤病毒 E6 和 E7 蛋白	宫颈癌
	EB 病毒核抗原 1（EBNA-1）蛋白	EBV 相关淋巴瘤、鼻咽癌
	猿猴空泡病毒 40（SV40）T 抗原	SV40 诱导的啮齿类动物肿瘤
过量表达的细胞蛋白	gp100、MART	黑色素瘤
糖基化蛋白异常	神经节苷脂 GM2 和 GD2	黑色素瘤
	表面黏蛋白 MUC-I	黑色素瘤等
胚胎抗原	癌胚抗原（CEA）	结肠癌等多种肿瘤
	甲胎蛋白（AFP）	肝癌
组织特异性分化抗原	CD10、CD20	B 淋巴瘤

二、机体对肿瘤的免疫应答

机体抗肿瘤的细胞免疫
——杀瘤效应细胞

机体抗瘤有作用，细胞免疫是主体。杀瘤效应细胞多，CTL 是主将。
巨噬细胞和 NK，LAK 即 TIL，还有中性粒细胞，共同围剿瘤细胞。

表 20-4　杀瘤效应细胞的种类及特点

效应细胞	杀瘤效应	特点
CTL	特异性杀伤瘤细胞	肿瘤抗原特异性、MHC 限制性、高效性和连续性
NK 细胞	自然杀伤瘤细胞、ADCC	MHC 缺失（无 MHC 限制性），依赖抗体、细胞因子
Mφ 细胞	激活杀伤瘤细胞、ADCC	依赖细胞因子激活，依赖抗体，释放活性介质
LAK/TIL	杀伤对 CTL 和 NK 不敏感瘤细胞	IL-2 活化诱导形成
中性粒细胞	非特异性杀伤	活化后释放活性氧分子、细胞因子 PEG 和白三烯

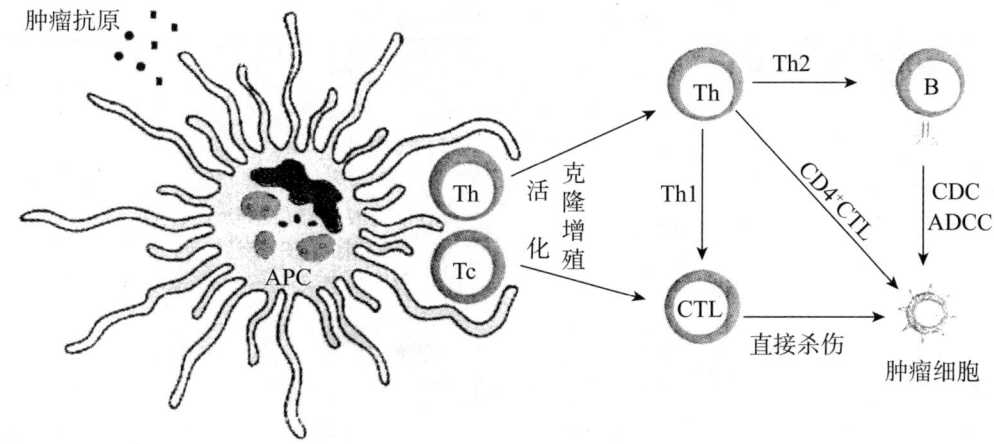

图 20-1　机体抗肿瘤的特异性免疫效应机制

抗肿瘤的特异性应答（如同针对普通抗原的应答）包括肿瘤抗原摄取/提呈、淋巴细胞活化及效应等阶段

机体抗肿瘤的体液免疫

机体对抗癌细胞，细胞免疫为主要，多种抗体可产生，体液免疫来协防。

表 20-5　体液免疫抗体的类型作用和特点

	抗体类型	作用	特点
淋巴细胞依赖性抗体	IgG	ADCC 作用	产生快，肿瘤早期即可在血清中检出
补体依赖性抗体	多为 IgM	在补体参与下溶解肿瘤	白血病细胞和淋巴瘤细胞对其敏感
吞噬细胞依赖性抗体	IgG1/G2	ADCC 作用，增加吞噬细胞的吞噬能力	
封闭抗体		封闭作用	双向作用：可以干扰肿瘤细胞功能，抑制其生长，也可以妨碍效应细胞对肿瘤细胞的识别与攻击，利于肿瘤细胞生长

三、肿瘤的免疫逃避机制

免疫监视抗肿瘤，肿瘤免疫可逃避，逃避机制很复杂，可分以下六方面：抗原缺失和调变，MHC-Ⅰ表达低，缺乏共刺激信号，免疫抑制起作用，有的瘤 C 被"漏遗"，抵抗凋亡避杀伤。

表 20-6　肿瘤的免疫逃避机制

肿瘤的免疫逃避机制	说明
肿瘤细胞的抗原缺失和抗原调变	①肿瘤细胞表达的抗原与正常细胞的差别很小,或抗原性弱 ②肿瘤细胞表面抗原位点减少或丢失
肿瘤细胞 MHC-I 类分子表达低下	可使肿瘤细胞内抗原无法提呈,$CD8^+$ CTL 无法识别和杀伤肿瘤细胞
肿瘤细胞缺乏共刺激信号	肿瘤细胞很少表达 CD80 和 CD86 等共刺激信号,不能有效地诱导抗肿瘤免疫应答
肿瘤细胞可引起免疫抑制	肿瘤细胞可分泌 TGF-β、IL-10 等抑制性细胞因子或其他、抑制物抑制各种免疫细胞的功能
肿瘤细胞的"漏逸"	肿瘤细胞快速生长超越了机体抗肿瘤效应的限度,宿主不能有效地全部清除肿瘤细胞
肿瘤细胞的凋亡抵抗作用	肿瘤细胞可高表达多种抗凋亡分子(如 Bcl-2),不表达或弱表达 Fas 等凋亡诱导分子,逃避 CTL 的杀伤效应

四、肿瘤的免疫学诊断与治疗

肿瘤标志物辅助诊断肿瘤

某些肿瘤的诊断,可查肿瘤标志物。

表 20-7　肿瘤标志物辅助诊断肿瘤的关系

肿瘤标志物	肿瘤
AFP	原发性肝细胞肝癌
CEA	结肠直肠癌
CA199	胰腺癌
PSA	前列腺癌

肿瘤的免疫治疗

恶性肿瘤病情重,放疗化疗应为主,免疫治瘤作辅助,主动免疫或被动。
生物应答调节剂,增强非特免疫力,移植骨髓干细胞,免疫重建可试行。

表 20-8　肿瘤的免疫治疗

方法	说明
主动免疫治疗	给患者输入具有免疫原性的瘤苗,激发患者的抗肿瘤免疫应答
被动免疫治疗	输注外源性免疫效应物质,使免疫功能低下的患者迅速发挥治疗作用
生物应答调节剂	增强患者的非特异性免疫力
免疫重建	如骨髓或造血干细胞移植

第二十一章 移植免疫

一、同种异体器官移植排斥反应的机制

移植的4种基本类型

移植治疗有显效,移植类型有4种;自体同种同基因,排斥反应不发生;同种异基因移植,排斥反应会发生,异种移植风险大,种属反应强烈发。

表 21-1 移植的4种基本类型

类型	定义	移植后是否发生排斥反应
自体移植	将取自受者自身的移植物移植到自身另一部位	不发生
同种同基因移植	遗传基因完全相同或基本近似的个体间的移植,如单卵双胎之间或近交系动物之间的移植	不发生
同种异基因(异体、异型)移植	同种不同个体间的移植,供、受者遗传基因不同或不完全相同,临床移植多属此类型	发生,程度不同(属于同种异型反应)
异种移植	不同种属个体间的移植,供、受者间遗传背景差异甚大	发生,强烈(属于异种反应)

同种移植排斥反应的抗原

介导移植之排斥,移植抗原有数种:MHC 抗原为主,在人主为 HLA,次要组容之抗原,血型抗原 ABO,组织特异性抗原,排斥反应也参与。

表 21-2 介导同种移植排斥反应的抗原(移植抗原)

移植抗原的种类	说明
主要组织相容性抗原(MHC 抗原)	在人类最重要的是 HLA 抗原,供、受体间 HLA 型别差异是发生急性移植排斥反应的主要原因
次要组织相容性抗原(mH 抗原)	主要有性别相关的 mH 抗原和常染色体编码的 mH 抗原,它们主要介导 HLA 完全相同的供、受者间进行移植所发生的排斥反应

续表

移植抗原的种类	说明
其他参与排斥反应发生的抗原	
人类ABO血型抗原	若供、受者间ABO血型不合,受者血浆中血型抗体可与供者移植物血管内皮细胞表面的ABO抗原结合,导致超急性排斥反应
组织特异性抗原	是特异性表达于某一器官、组织或细胞表面的抗原,如血管内皮细胞抗原等

T细胞识别同种抗原的机制

同种异型之抗原,两种方法可识别:直接识别与间接,二者之间有差别。

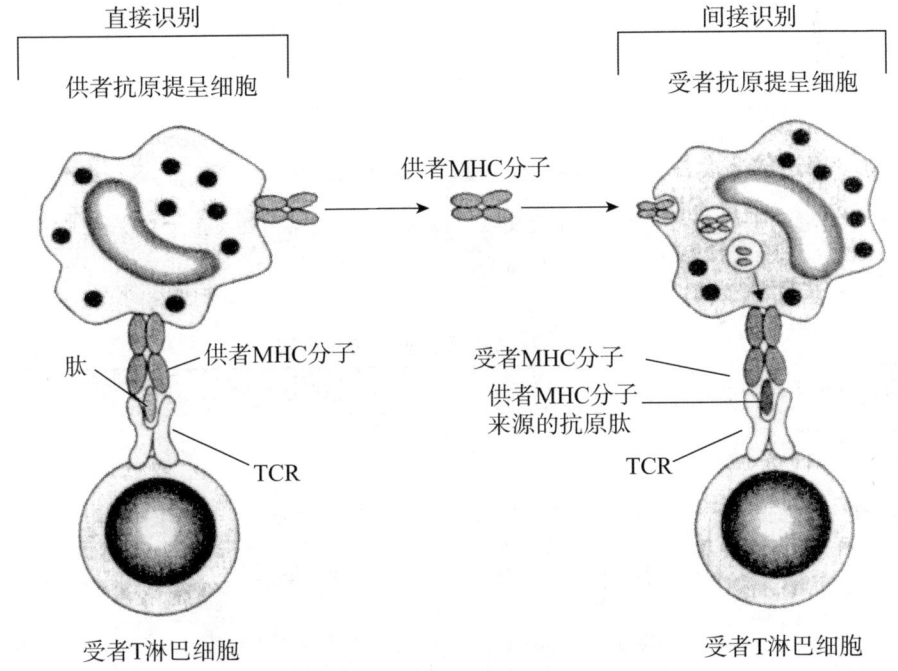

图 21-1 同种异型抗原的直接识别和间接识别

图左为同种异型抗原的直接识别,受者T细胞识别移植物细胞表面上的完整的同种类型MHC分子;图右为同种异型抗原的间接识别,供者MHC分子从移植物细胞表面脱落下来,并被受者APC吞噬,受者T细胞识别经过受者APC,加工处理的、来源于供者MHC分子的抗原肽

表 21-3 同种异型抗原的直接识别和间接识别

比较项目	直接识别	间接识别
被识别的供者 MHC 分子	供者完整的同种异型 MHC 分子，不经受者 APC 处理	经受者 APC 处理的同种异型 MHC 分子来源的抗原肽
抗原提呈细胞（APC）	供者 APC	受者 APC
受者 T 细胞识别的抗原肽-MHC 复合物	外来抗原肽-供者 MHC、供者抗原肽-供者 MHC、受者抗原肽-供者 MHC、供者空载的 MHC	供者 MHC 来源的抗原肽-受者 MHC
被激活的 T 细胞	$CD8^+$ CTL、$CD4^+$ Th	$CD4^+$ Th 为主
激活的 T 细胞频率	1/103～1/104	1/103～1/106
排斥强度	非常强烈	较弱
主要作用	急性排斥反应（早期）	急性排斥反应（中、晚期）、慢性排斥反应
持续时间	短暂，随移植物中 APC（过路白细胞）被取代而消失	与移植物存活时间同长
对环孢素 A 敏感性	敏感	不敏感

移植排斥反应的效应机制

移植物进宿主内，刺激宿主起反应，细胞体液免疫系，都来排斥移植物，还有非特异效应，也再伤害移植物。

表 21-4 移植排斥反应的效应机制

移植排斥反应的效应机制	说明
针对移植物的细胞免疫应答效应	
$CD4^+$ Th 细胞	①受者 $CD4^+$ Th 细胞通过直接或间接途径识别免疫应答效应移植抗原并被激活 ②在移植物局部产生趋化因子等作用下，出现以单个核细胞为主的细胞浸润 ③活化的 Th1 细胞，巨噬细胞等释放多种类型细胞因子，导致迟发型超敏反应性炎症，造成移植物损伤
$CD8^+$ CTL	在移植物的损伤机制中也发挥重要作用
针对移植物的体液免疫应答效应	通过产生针对同种异型抗原的特异性抗体，参与排斥反应的发生，但除超急性排斥反应外，抗体在急性移植排斥反应中也起重要作用
参与移植排斥反应的固有免疫应答效应	外科手术引起的机械损伤、移植物被摘出并植入受者过程经历缺血缺氧引起的组织损伤、移植物植入后经历缺血-再灌注时，产生氧自由基而损伤组织，均可诱导细胞应激，可引起移植物损伤，甚至死亡

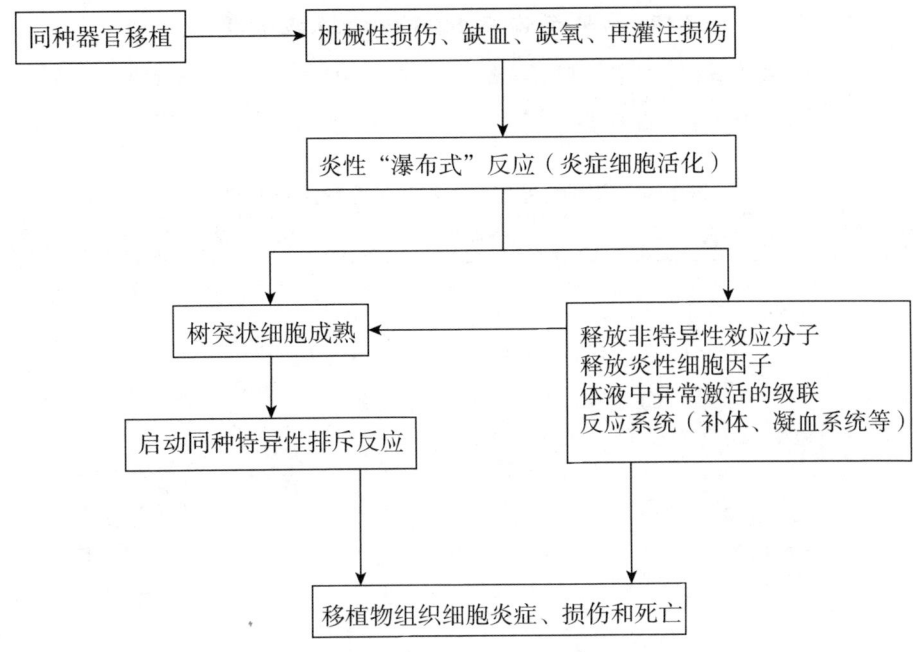

图 21-2　固有免疫直接、间接参与移植物的损伤机制

二、移植排斥反应的类型

移植排斥分两类：宿主反应抗移植。此类又可分三种；移植物可抗宿主。

表 21-5　移植排斥反应的类型

类型	说明
宿主抗移植物反应	
超急性排斥反应	移植器官与受者血管接通后数分钟至 24h 内发生的排斥反应。这是由于受者体内预先存在有抗供者组织抗原的抗体
急性排斥反应	在移植术后数天至 2 周出现。可能机制是： ① $CD4^+$ Th1 细胞介导迟发型超敏反应 ② CTL 直接杀伤移植物细胞 ③ 激活的巨噬细胞和 NK 细胞参与急性排斥反应引起的组织损伤
慢性排斥反应	发生于移植术后数周，甚至数年，可能与血管慢性排斥及组织器官退行性变有关
移植物抗宿主反应	是由移植物中抗原特异性淋巴细胞识别宿主组织抗原所致的排斥反应

同种异基因宿主抗移植物反应的类型

反应类型有三种,超急、急性和慢性。超急排斥发生快,引起血管内凝血;急性术后数天发,出现急性间质炎;慢性数月数年后,血管硬化纤维化。

表 21-6 同种异基因宿主抗移植物反应的类型

类型	发生时间	效应机制	病理变化	预后和预防
超急性排斥	术后数分钟至 24h 内	受者体内预存抗供者同种异型抗原的抗体,与移植物相应抗原结合,激活补体系统等	血管内凝血	重在预防
急性排斥	术后数天至数周	$CD4^+Th1$ 细胞介导迟发型超敏反应,激活 Mφ 和 NK 细胞参与组织损伤,CTL 直接杀伤移植物细胞	急性间质炎	使用免疫抑制剂
慢性排斥	术后数月至数年	①急性排斥反应反复发作 ②$CD4^+Th1$ 持续间断激活并介导慢性迟发型超敏反应性炎症,Th2 辅助 Ab 产生等	间质纤维化 血管硬化	影响移植物长期存活的主要原因

移植物抗宿主反应

宿主排斥移植物,移植物也损伤宿主。常见骨髓移植后,引起后果很严重。

表 21-7 移植物抗宿主反应(GVHR)

GVHR	说明
发生前提	①受者与供者间 HLA 型别不相配 ②移植物中含足够数量免疫细胞,尤其是成熟的 T 细胞 ③受者免疫功能极度低下
见于情况	骨髓移植后(主要),胸腺、脾移植,新生儿接受大量输血
发生机制	骨髓移植物中成熟 T 细胞被宿主的同种异型组织抗原激活而增殖分化→效应 T 细胞→对宿主组织或器官进行免疫攻击
临床病理特点	皮肤、肝、肠道上皮细胞坏死,后果极其严重

三、移植排斥反应的防治原则

器官移植要成功,排斥反应须消除;理想供者应选择,双方做好预处理,应用免疫抑制法,术后密切来监视。

表 21-8　移植排斥反应防治原则

防治原则	说明
选择较理想的供者	选择与受者组织相容性匹配的供者
红细胞血型检查	供者 ABO、Rh 血型抗原须与受者相同，或至少符合输血原则
检测受者血清中预存的细胞毒性 HLA 抗体	以防止发生超急性排斥反应
HLA 分型	与 HLA-DR、HLA-B 和 HLA-A 等应相配
交叉配型	可以检出某些同种抗原的差异
移植物和受者的预处理	
移植物预处理	应清除移植物中的过路细胞，骨髓移植物应清除其中的 T 细胞
受者预处理	术前给受者输注供者特异性血小板，借助血浆置换术除去受者体内天然抗 A 或抗 B 凝集素；受者脾切除；免疫抑制疗法等
免疫抑制疗法	
应用免疫抑制药	选用化学类免疫抑制药，免疫抑制的生物制剂或中草药类免疫抑制剂
清除预存抗体	术前进行血浆置换以除去受者血中预存的特异性抗体
其他免疫抑制疗法	应用受者脾切除、放射照射移植物或受者淋巴结、血浆置换和淋巴细胞置换等
移植后的免疫监视	①淋巴细胞亚群百分比和功能测定 ②免疫分子水平测定

防治移植排斥反应的常用药物

常用药物有多种，抑制排斥有作用。

表 21-9　防治移植排斥的常用药物及其作用机制

药物	作用机制
环孢素和 FK506	抑制转录因子 NF-AT 活化，阻断 T 细胞合成 IL-2 等细胞因子
硫唑嘌呤	抑制淋巴细胞前体增殖
麦考酚酸酯	抑制淋巴细胞内鸟嘌呤核苷酸合成，阻断淋巴细胞增殖
西罗莫司（雷帕霉素）	干扰 IL-2 信息传递，阻断淋巴细胞增殖
皮质激素	抑制巨噬细胞合成细胞因子而发挥抗炎效应
抗 CD3 抗体	与 T 细胞表面 CD3 分子结合，诱发吞噬或补体介导的细胞毒作用，清除 T 细胞

续表

药物	作用机制
抗 IL-2R 抗体	阻断 IL-2 与其受体结合，从而抑制 T 细胞增殖
CTLA4-Ig	阻断 APC 表面 B7 分子与 T 细胞表面 CD28 分子结合，抑制 T 细胞活化
抗 CD40 配体抗体	阻断 CD40L 与巨噬细胞表面 CD40 结合，抑制巨噬细胞活化

第二十二章 免疫学检测的基本原理

一、体外抗原抗体结合反应的特点及其影响因素

体外抗原抗体结合反应的特点

具有高度特异性,结果可用肉眼看,反应具有可逆性,过程可分两阶段。

表 22-1 抗原抗体结合反应的特点

特点	说明
高度特异性	是由抗原表位与抗体分子中的超变区互补结合所决定的,空间构型互补程度越高,二者结合力越强,抗原抗体结合的特异性越强,亲和力也越高
表面化学基团之间的可逆结合	主要以非共价方式结合,因此不如共价键结合稳定,易解离
适宜的抗原抗体浓度和比例(可见性)	抗原抗体结合的能否出现肉眼可见的反应,取决于两者适当的浓度和比例
抗原抗体反应分两个阶段	①抗原抗体特异性结合阶段 ②可见反应阶段

影响体外抗原抗体结合反应的因素

影响因素有三条,适宜温度酸碱度,还需电解质参与,才可凝集或沉淀。

表 22-2 影响体外抗原抗体结合反应的因素

影响因素	说明
电解质	电解质的存在使抗原抗体复合物失去电荷而凝集或沉淀,实验中常用 0.85% 的 NaCl
温度	通常最适温度为 37℃
pH 值	最适 pH 为 6~8

二、检测抗原或抗体的体外试验

凝集反应

颗粒抗原与抗体,直接反应现凝集。

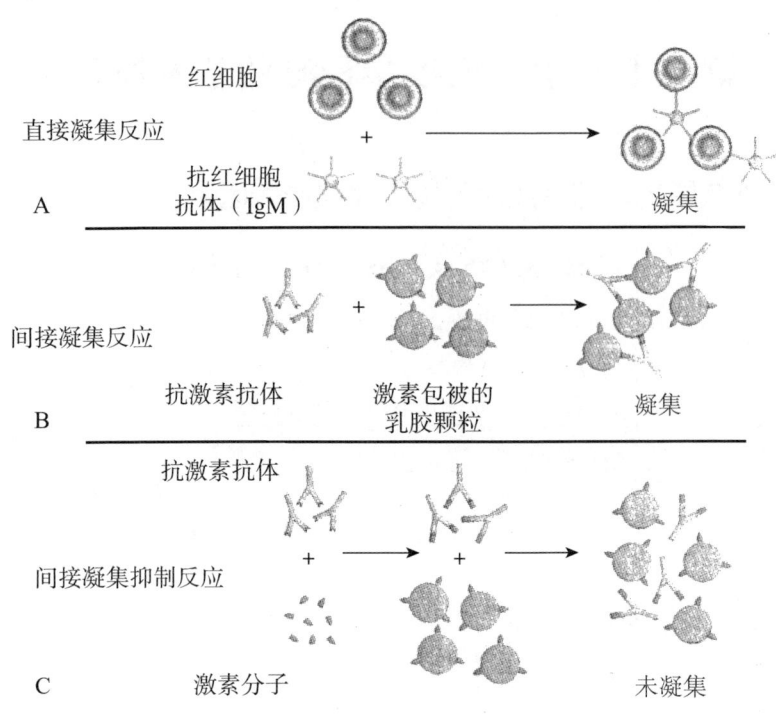

图 22-1 各种凝集反应示意图

A. 直接凝集反应：红细胞与相应抗体直接反应→红细胞凝集；B. 间接凝集反应：激素分子包被聚苯乙烯乳胶颗粒→与抗激素抗体反应→颗粒凝集现象；C. 间接凝集抑制反应：激素分子与抗激素抗体预先混合→与包被激素的载体颗粒反应→不出现凝集现象（阳性反应）

表 22-3 凝集反应的原理及应用

	原理	应用
直接凝集	将细菌或红细胞与相应抗体直接反应出现的凝集现象	①玻片凝集，定性，常用于菌种鉴定或ABO血型的鉴定等 ②试管凝集，定量，肥达凝集试验
间接凝集	将可溶性抗原或抗体包被在细胞或先吸附在某些颗粒载体上，与相应抗体或抗原反应出现的颗粒物	类风湿因子的检测，库姆试验

沉淀反应

可溶抗原与抗体，相互结合见沉淀。具体方法有多种，实验原理均相同。

表 22-4　沉淀反应的原理及应用

	原理	应用
免疫比浊法	在一定量的抗体中分别加入递增量的可溶性抗原，形成 IC，用浊度仪检测液体的浊度，IC 越多则浊度越高	常用于检测前白蛋白、α酸性蛋白酶、α2巨球蛋白、转铁蛋白、尿微量蛋白以及 IgG、IgM、IgA 和补体。此方法快速、简便，取代了传统的环状和絮状沉淀反应，还可替代单向琼脂扩散对抗原含量进行检测
单向琼脂扩散	抗体混于凝胶制成琼脂板，打孔加入被测可溶性抗原，抗原向四周扩散，形成沉淀环，沉淀环的直径与抗原浓度相关，可从标准曲线中查出样品中抗原的含量	定性、定量检测血清中免疫球蛋白（IgG、IgA、IgM）、C3、AFP 或其他可溶性抗原的定量测定
双向琼脂扩散	将抗原与抗体分别加入琼脂凝胶小孔中扩散，形成白色沉淀线	定性、定量检测抗原或抗体
免疫电泳	电泳中的双向免疫扩散	定性、定量检测抗原或抗体，如骨髓瘤的诊断

免疫标记技术

抗原物质或抗体，先用标记物标记，再让它们起反应，间接测定复合物，可以提高灵敏性，还可定量做分析。

表 22-5　免疫标记技术

测定方法	说明
免疫酶测定法	是用酶标记一抗或二抗检测特异性抗原或抗体的方法。适用于检测血清、脑脊液、胸水或腹水等各种液相中的可溶性抗原。测定方法有双抗体夹心法（sandwich ELISA）、间接 ELISA、BAS-ELISA、微粒捕获酶免疫分析技术（MEIA）和免疫组化技术
免疫荧光技术	是用荧光素标记一抗或二抗，检测特异性抗原或抗体的方法。可用于鉴定免疫细胞的 CD 分子及检测自身免疫病的抗核抗体等。有直接荧光法和间接荧光法
放射免疫测定法（RIA）	是用放射性核素标记抗原或抗体进行免疫测定。广泛用于激素、药物等微量物质的检测
化学发光免疫技术（CLIA）	是将化学发光分析和免疫反应相结合而建立的一种新的免疫分析技术，可定量检测抗原或抗体
免疫胶体金技术（ICS）	使用胶体金颗粒标记抗体或抗原，以检测未知抗原或抗体的方法。可用于免疫组化及免疫层析快速诊断
免疫印迹技术	可对蛋白进行定性或定量分析

三、免疫细胞功能的检测

🔖 免疫细胞功能的测定

分离纯化免疫 C,再作功能性测定。

表 22-6 淋巴细胞的测定

项目	方法
淋巴细胞的分离与类型鉴定	
PBMC 的分离	Fico Ⅱ法、Perco Ⅱ法
淋巴细胞亚群的分离	免疫吸附分离法、磁珠分离法(IMB)、荧光激活细胞分离仪分离法(FACS)、抗原肽-MHC 分子四聚体技术等
淋巴细胞功能测定	
T 细胞增殖试验	^{3}H-TdR 或 ^{125}I-UdR 参入法,MTT 比色法
迟发型超敏反应(DTH)	体内皮试检测 T 细胞免疫功能
细胞毒试验	^{51}Cr 释放法,乳酸脱氢酶释放法,凋亡细胞检测法等
B 细胞功能测定	溶血空斑试验

🔖 细胞毒试验

细胞毒试有数法,本表仅仅列 3 法。

表 22-7 细胞毒试验

试验项目	方法	意义
^{51}Cr 释放法	用 Na$_2^{51}$CrO$_4$ 标记靶细胞,若效应细胞杀伤靶细胞,则 ^{51}Cr 可从被杀伤的靶细胞内释放到培养基中,应用 γ 计数仪测定 ^{51}Cr 放射活性,应用公式可计算效应细胞杀伤靶细胞的细胞毒活性	能测定待测细胞的杀伤活性
乳酸脱氢酶(LDH)释放法	将效应细胞与靶细胞按比例混合,靶细胞被杀伤后细胞膜受损,释放出乳酸脱氢酶,用光度计检测该酶含量	通过读取上清液的 OD 值,即可计算出效应细胞的细胞毒活性
凋亡细胞检测法	形态学检测法、琼脂糖凝胶电泳法、FACS、TUNEL 法等	使靶细胞凋亡,以反映效应细胞的杀伤活性

🔖 细胞因子检测法

检测方法分三类,每类又有多种法。

表 22-8　细胞因子检测

分类	方法举例
生物活性检测法	如细胞增殖或增殖抑制法、细胞病变抑制法
免疫学检测法	如 ELISA、FCM、酶联免疫斑点测定法（ELISPOT）、免疫印迹、RIA 等
分子生物学方法	如 PCR、RNA 印迹（Northern Blot）检测 mRNA、原位杂交技术等

第二十三章 免疫学防治

一、免疫预防

免疫防治方法

免疫防治方法多,根据机制分两种:接种疫苗称主动,注射抗体称被动。
根据效应分两种:免疫增强或抑制。还有过继免疫法,输注效应免疫C。

表 23-1 免疫防治方法

名称	用途或特点
主动免疫法	给机体注射免疫原性制剂,使机体主动产生特异性免疫力
被动免疫法	给机体注射抗体类物质、细胞因子等,直接发挥免疫效应
过继免疫法	给机体输注免疫效应细胞,发挥免疫效应
免疫抑制法	移植排斥、自身免疫病、超敏反应病、炎症治疗
免疫增强法	感染、肿瘤、免疫缺陷病的治疗

非特异性免疫

非特异性为一类,天生就有无针对。

特异性免疫

抗原刺激产特异,相应抗原被灭毁。

人工自动免疫

自动免疫输抗原,维持长久生效慢。

被动免疫

被动免疫输抗体,生效快捷维持短。既能治疗又能防,紧急关头渡难关。

表 23-2 人工主动免疫与人工被动免疫的区别

	人工主动免疫	人工被动免疫
接种物	抗原(疫苗、类毒素)	抗体、细胞因子、抗毒素
接种次数	1~3次	1次
潜伏期	较长,需2~3周	较短,可立即生效

续表

	人工主动免疫	人工被动免疫
维持时间	较长，可达数月~数年	较短，可维持数周
用途	预防传染病	治疗或紧急预防

疫苗的基本要求

基本要求有三条：安全实用又有效。

表 23-3　疫苗的基本要求

基本要求	说明
安全	制作中应特别注意质量管理，灭活疫苗应彻底灭活，活疫苗应无回复突变，无致癌性；各种疫苗应尽量减少接种后的副作用等
有效	疫苗应具有很强的免疫原性，接种后能在大多数人中引起保护性免疫，增强群体的抗感染能力
实用	在保证免疫效果的前提下尽量简化接种过程，疫苗应易于保存运输、价格低廉等，以利广泛推广应用

疫苗的分类

灭活疫苗死疫苗，还有减毒活疫苗，甲醛处理外毒素，制成类毒素疫苗。

新型疫苗前景广：载体核酸肽疫苗。

表 23-4　疫苗的分类

疫苗类型	病毒/疾病	细菌/疾病
减毒的活疫苗	脊髓灰质炎、腮腺炎、风疹、水痘、黄热病、轮状病毒、甲型肝炎	结核杆菌、伤寒、霍乱、志贺细菌性痢疾、麻风
灭活疫苗	脊髓灰质炎、流感、狂犬病、日本B型脑炎、甲型肝炎	百日咳、伤寒、霍乱、麻风
类毒素疫苗	白喉杆菌、破伤风杆菌	白喉、破伤风
亚单位疫苗（包括肽疫苗）	乙肝、二型单纯疱疹、流感、人乳头状瘤病毒、HIV、狂犬病	B型流感嗜血杆菌、百日咳、脑膜炎奈瑟菌、肺炎链球菌、伤寒
重组载体疫苗	HIV*、麻疹*、狂犬病*	伤寒*、霍乱*、结核杆菌*、志贺细菌性痢疾*
核酸疫苗	HIV*、流感*、二型单纯疱疹*、狂犬病*、乙肝*、丙肝*、丁肝*、乳头状瘤病毒*、HTLV1*、巨细胞病毒*、圣路易脑炎病毒*	伤寒*、结核杆菌*

注释：*表示尚在试验中的疫苗

表 23-5　死疫苗与减毒活疫苗的比较

项目	死疫苗	减毒活疫苗
疫苗特点	死，毒性强	活，无毒或弱毒
接种剂量及次数	量较大，接种 2～3 次	量较小，仅接种 1 次
保存及有效期	易保存，有效期约 1 年	不易保存，4℃下保存数周

佐剂

佐剂配合抗原用，增强抗原免疫性。

表 23-6　佐剂

作用机制分类	说明
作用机制	①在淋巴细胞接触抗原的局部可浓缩抗原（储存效应） ②通过诱导细胞因子产生，调节淋巴细胞的功能
分类	
在人类疫苗制作中使用的佐剂	①无机盐类：氢氧化铝、磷酸铝、磷酸钙 ②结合细菌类毒素的百日咳杆菌
动物试验中使用的佐剂	弗氏佐剂、卡介苗、胞壁酰二肽、脂质体

疫苗的应用

研制疫苗用途广，抗肿瘤、抗感染，计划生育有希望，病理损伤能预防。

表 23-7　疫苗的应用

疫苗的应用	说明
抗感染	是应用疫苗的首要任务，在防治传染病中取得很大成效
抗肿瘤	如 EB 病毒疫苗可以预防鼻咽癌等
计划生育	正在研制的几种疫苗有一定的抗生育效果
防止免疫病理损伤	例如使用人工合成的变应原肽段可封闭特异性 IgE，阻止肥大细胞脱颗粒，可预防 I 型超敏变态反应的发生

我国计划免疫程序

计划免疫有程序，0 到 7 岁巧安排，预防重要传染病，完成计划有显效。

表 23-8 我国计划免疫程序表

疫苗名称	第一次	第二次	第三次	加强	预防传染病
卡介苗	出生				肺结核
乙肝疫苗	出生	1月龄	6月龄		乙型病毒性肝炎
脊髓灰质炎疫苗	2月龄	3月龄	4月龄	4周岁	脊髓灰质炎
百白破疫苗	3月龄	4月龄	5月龄	18～24月龄	百日咳、白喉、破伤风
百破疫苗	6周岁				百日咳、白喉、破伤风
麻风疫苗（麻疹疫苗）	8月龄				麻疹、流行性腮腺炎、风疹
麻腮风疫苗	18～24月龄				麻疹、流行性腮腺炎、风疹
乙脑疫苗	8月龄	2周岁			流行性乙型脑炎
A群流脑疫苗	6～18月龄（1、2次间隔3个月）				流行性脑脊膜炎
A+C群流脑疫苗	3周岁	6周岁			流行性脑脊膜炎
甲肝疫苗	18月龄				甲型肝炎
以上为儿童免疫规划疫苗，以下为重点人群接种疫苗					
出血热双价纯化疫苗					出血热
炭疽减毒活疫苗					炭疽
钩体灭活疫苗					钩体病

二、免疫治疗

免疫治疗的分类

根据效应来分类：免疫增强或抑制。根据机制来分类：分为主动与被动。

根据特异性分类：分为特异非特异。

表 23-9 免疫治疗的分类

名称	治疗范围或特点
免疫增强疗法	感染、肿瘤、免疫缺陷病
免疫抑制疗法	移植排斥、自身免疫病、超敏反应病、炎症
主动免疫治疗	人为提供具免疫原性的制剂，使机体主动产生特异免疫力
被动免疫治疗	人为提供免疫应答的效应物质，直接发挥免疫效应
特异性免疫治疗	调整机体免疫功能，所用制剂具有抗原特异性
非特异性免疫治疗	调整机体免疫功能，所用制剂没有抗原特异性

免疫治疗常用的制剂

免疫治疗制剂多，分为化学微生物，免疫系统之产物，其他制剂有数种。

表 23-10　免疫治疗常用的制剂

治疗剂	免疫增强疗法	免疫抑制疗法
化学制剂	左旋咪唑、噻米呋啶、多聚核苷酸、乙氨酮、乙丙酯肌苷、二乙二硫氨甲酸	烷化剂抗代谢药、皮质激素、亚黄酰吡啶、环磷酰胺、硫唑嘌呤
微生物制剂	卡介苗、胞壁酰二肽、短小棒状杆菌、二霉菌酸酯海藻糖、多糖类	环孢素A（CSA）、抗生素FK-506、麦考酚酸酯（MMF）、雷帕霉素
免疫系统产物	iRNA、胸腺素、免疫球蛋白、细胞因子、LAK、TIL	抗淋巴细胞球蛋白（ALG）、多克隆抗体或单克隆抗体-毒素偶联物、细胞因子-毒素偶联物
其他	中草药、骨髓细胞、胚胎肝、胸腺移植	射线照射、胸导管引流、血浆交换疗法、切除扁桃体、淋巴结、脾、胸腺

人工被动免疫常用制剂

被动免疫抗毒素，免球蛋白浓缩剂，细胞因子新制剂，以及单克隆抗体。

表 23-11　人工被动免疫常用制剂

常用制剂类型	说明
抗毒素	是用细菌外毒素或类毒素免疫动物制备的免疫血清，具有中和外毒素的作用，如破伤风抗毒素、白喉抗毒素
人免疫球蛋白制剂	是从大量的混合血浆或胎盘血中分离制成的免疫球蛋白浓缩剂，含有人群中含有的抗体，主要用于甲型及丙型肝炎、麻疹、脊髓灰质等病毒性疾病的预防
细胞因子与单克隆抗体	是近年研制的新型免疫治疗剂，可用于肿瘤、艾滋病的治疗

分子治疗

分子治疗制剂多，微生物抗原疫苗，分子疫苗及抗体，细胞因子也重要。

表 23-12　分子治疗

常用的分子治疗制剂	应用举例
分子疫苗	合成肽疫苗、重组载体疫苗、DNA疫苗：治疗肿瘤和感染性疾病
抗体	
多克隆抗体	

续表

常用的分子治疗制剂	应用举例
抗感染的免疫血清	①抗毒素血清：治疗和紧急预防细菌外毒素所致疾病 ②人免疫球蛋白制剂：预防病毒性疾病，治疗丙种球蛋白缺乏症
抗淋巴细胞丙种球蛋白	用于阻止器官移植受者的移植排斥反应等
单克隆抗体与基因工程抗体	
抗细胞表面分子的单抗	用于器官移植，防治移植排斥反应
抗细胞因子的单抗	用于类风湿关节炎等
抗体靶向治疗	用于治疗肿瘤等疾病
细胞因子	
外源性细胞因子治疗	用于治疗肿瘤、感染、造血障碍等疾病
细胞因子抗原疗法	用于治疗类风湿关节炎等
微生物抗原疫苗	用于防治相应的肿瘤

用于免疫治疗的抗体

免疫治疗用抗体，防治疾病显威力。

表 23-13 用于免疫治疗的抗体

分类	举例
免疫血清	抗毒素、丙种球蛋白、抗菌血清、抗病毒血清、抗淋巴细胞球蛋白
单克隆抗体	抗细胞表面分子的单抗、抗细胞因子、抗体导向药物
基因工程抗体	嵌合抗体、人源化抗体、完全人源抗体、单链抗体、双价抗体、双特异性抗体等

表 23-14 美国 FDA 已批准生产和临床使用的单克隆抗体（举例）

治疗性抗体名称（括号内为商品名）	适应证
肿瘤	
抗 CD20 单抗（Rituxan，Zevalin，Bexxer）	非霍奇金淋巴瘤
抗 HER2/CD340（Herceptin）	转移性乳腺癌
抗 CD33（Gemtuzumab）	急性髓样细胞白血病
抗 CD52（Campath）	B 细胞白血病、T 细胞白血病和 T 细胞淋巴瘤
抗 EGFR（Erbitux，Panitumumab）	转移性结肠直肠癌和头颈部肿瘤
抗 VEGF（Avastin）	移性结肠直肠癌

治疗性抗体名称（括号内为商品名）	适应证
急性移植排斥反应	
抗 CD3 单抗（Muromonab）	肾移植后急性排斥反应
抗 CD25 单抗（Zanapax，Simulect）	肾移植后急性排拆反应
自身免疫病和过敏性疾病	
抗 CD20 单抗（Rituxan）	类风湿关节炎
抗 TNFα（Remicade，Humira）	Crohn 病、类风湿关节炎、银屑病性关节炎、溃疡性结肠炎、强直性脊柱炎
抗 IgE（Xolair）	持续性哮喘
抗 CD11a（Raptiva）	斑块性银屑病
抗 α4 整合素（Tysabri）	多发性硬化症
抗 VEGF（Lucentis）	年龄相关性黄斑病变
其他	
抗 gp Ⅱb/Ⅲa（Abciximab）	预防冠状动脉血管成形术中发生血栓
抗呼吸道合胞病毒（Palivizumab）	预防儿童在高危期呼吸道胞病毒感染

表 23-15　美国 FDA 已批准生产和临床使用的细胞因子或受体

名称	适应证
IFN-α	毛细胞白血病、病毒性肝炎、恶性肿瘤、艾滋病
IFN-β	多发性硬化症
IFN-γ	慢性肉芽肿、类风湿关节炎、恶性肿瘤、生殖器疣、过敏性皮炎
G-CSF	自身骨髓移植、化疗后粒细胞减少、白血病、艾滋病、再生障碍性贫血
GM-CSF	自身骨髓移植、化疗后粒细胞减少、艾滋病、再生障碍性贫血
EPO	慢性肾功能衰竭所致贫血、肿瘤或化疗所致贫血、失血后贫血
IL-2	恶性肿瘤、艾滋病、免疫缺陷
sIL-1R	抑制器官移植排斥反应
IL-11	肿瘤或化疗所致血小板减少症
sTNF R Ⅱ-Fc	类风湿关节炎
PDGF	糖尿病所致腿、足溃疡

细胞治疗

细胞制剂输入体，增强机体免疫力。

表 23-16　细胞治疗

细胞治疗	制备或使用方法
细胞疫苗	
肿瘤细胞疫苗	①灭活瘤菌：用自体或同种肿瘤细胞经特殊处理抑制其生长能力，而保留其免疫原性制成 ②异构瘤苗：将肿瘤细胞用过碘乙酸盐等处理，以增强瘤细胞的免疫原性
基因修饰的瘤苗	将肿瘤细胞用基因修饰的方法改变其遗传性状，降低致瘤性，增强免疫原性
树突状细胞疫苗	体外刺激树突状细胞，或用携带肿瘤相关抗原基因的病毒载体转染树突状细胞，再回输给患者可有效激活特异性抗肿瘤免疫应答
过继免疫细胞治疗	取自体淋巴细胞经体外激活，增殖后回输患者，直接杀伤肿瘤或激发机体抗肿瘤免疫效应
干细胞移植	移植所用的干细胞来自于 HLA 型别相同的供者，可采集骨髓、外周血或脐血，分离 $CD34^+$ 干/祖细胞，也可进行自体造血干细胞移植

三、生物应答调节剂与免疫抑制剂

生物应答调节剂

生物应答调节剂，异常免疫能控制。

表 23-17　主要生物应答调节剂

种类	举例	主要作用
细菌产物	卡介苗、短小棒状杆菌、胞壁酰二肽、二霉菌酸酯海藻糖	活化巨噬细胞、NK 细胞
合成性分子	吡喃共聚物、马来酐二乙烯醚（MEV）、嘧啶、聚肌胞苷酸	诱导产生 IFN
细胞因子	IFN-α、IFN-β、IFN-γ、IL-2	活化巨噬细胞、NK 细胞
激素	胸腺素、胸腺生成素	增强胸腺功能

免疫抑制剂

使用免疫抑制剂，治疗炎症及超敏，移植排斥可防止，还治自身免疫病。

表 23-18 免疫抑制剂

制剂名称	作用	用途
化学合成药物		
糖皮质激素	具有明显抗炎和免疫抑制作用	治疗炎症、超敏反应性疾病和移植后发生的排斥反应
环磷酰胺	抑制DNA复制和蛋白质合成，阻止细胞分裂	治疗自身免疫病、移植排斥反应和肿瘤
硫唑嘌呤	抑制DNA蛋白质的合成，阻止细胞分裂	防治移植排斥反应
微生物制剂		
环孢霉素A	阻止T细胞内IL-2基因的转录，抑制IL-2依赖的T细胞活化	防治移植排斥反应的首选药物
FK-506	与环孢霉素A相近，但作用强度大，对肾的毒性小	防治移植排斥反应
麦考酚酸酯	能抑制鸟苷的合成，选择性阻断T和B细胞的增殖	防治移植排斥反应自身免疫病
雷帕霉素	通过阻断IL-2诱导的T细胞增殖而选择性抑制T细胞	抗移植排斥反应

自身免疫病的治疗

各种自身免疫病，治疗药物有多种。

表 23-19 自身免疫病的治疗

治疗方法	举例
目前的治疗方法	
替代定向自身抗原	如对甲状腺自身免疫病用甲状腺素，对I型糖尿病用胰岛素
非类固醇抗炎药物（NSAID）如阿司匹林、布洛芬	抑制前列腺素——RA及其他疾病
皮质类固醇如泼尼松	抗炎症
细胞毒性药物	
硫唑嘌呤	抑制细胞分裂，抑制T细胞
环磷酰胺	阻断细胞分裂抑制抗体产生
环孢菌素A	抑制T细胞因子IL-2的产生

续表

治疗方法	举例
试验性的/临床上的尝试	
对 CD4/CD20 的单克隆抗体	在抗药的 RA 中用
TNF-α 的抑制剂	在抗药的 RA 中用
经口给予抗原以重建免疫耐受	
髓鞘碱性蛋白	治疗多发性硬化症
胶原	治疗 RA

主要参考文献

1. 曹雪涛主编．医学免疫学（第6版）．北京：人民卫生出版社，2013．
2. 龚非力主编．医学免疫学（第4版）．北京：科学出版社，2014．
3. 梅钧主编．医学免疫学．北京：中国医药科技出版社，2014．
4. 张振强，李业亮主编．医学免疫学（第6版）．西安：第四军医大学出版社，2013．
5. 魏保生主编．医学免疫学笔记（第3版）．北京：科学出版社，2014．
6. 吕世静，毕胜利主编．医学免疫学（案例版）．北京：科学出版社，2007．
7. 范桂香主编．医学免疫学复习考试指导．北京：中国协和医科大学出版社，2009．